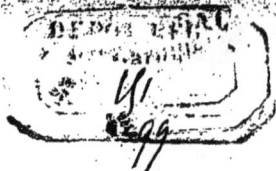

Docteur E. COULONJOU

Interne de l'Asile d'aliénés de Montauban.

⚓

DE

L'ASSISTANCE DES BUVEURS

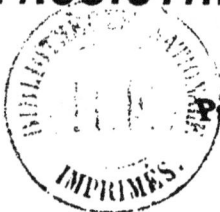

Par l'internement dans un asile spécial

TOULOUSE

MARQUÉS & Cie

22, Boulevard de Strasbourg, 22

—

1899

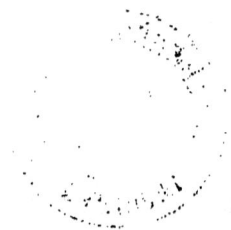

Docteur E. COULONJOU

Interne de l'Asile d'aliénés de Montauban.

✥

DE

L'ASSISTANCE DES BUVEURS

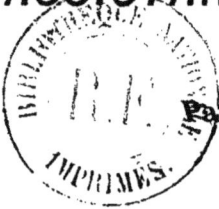

Par l'internement dans un asile spécial

TOULOUSE

MARQUÉS & Cie

22, Boulevard de Strasbourg, 22

—

1899

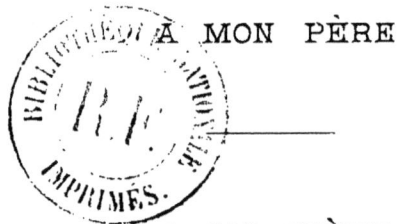

À MON PÈRE

À MA MÈRE

A mon Cousin le Docteur STIÉBER

Ançien Chef de Clinique d'Accouchements à la Faculté

Nous avons eu l'heureuse chance, durant notre internat à l'asile d'aliénés de Montauban, d'être initié dans l'étude un peu spéciale des maladies mentales et conseillé dans nos travaux par un chef dont la bienveillance nous a été d'un précieux secours. M. le Docteur C. Périès a été pour nous un maître dévoué, affable, et ne nous a jamais ménagé ni son temps ni ses bons conseils. Notre premier devoir est de lui en témoigner ici notre profonde reconnaissance. Il a puissamment contribué à l'heureuse fin de nos études en nous permettant la fréquentation assidue des cliniques de nos maîtres de la Faculté de Toulouse.

C'est ainsi qu'il nous a été donné de suivre les leçons de M. le Professeur Rémond, à la Clinique d'observation des maladies mentales. Nous avons trouvé auprès de ce Maître l'accueil le plus bienveillant ; nous ne saurions assez le remercier des précieux conseils et des marques de sympathie qu'il nous a prodigués. C'est sur sa proposition que nous avons entrepris cette étude et, grâce à son amabilité, que nous avons pu réunir les matériaux nécessaires à l'édification de notre thèse. Qu'il veuille bien recevoir ici le témoignage de notre grande reconnaissance et de notre profonde estime.

Nous prions en général tous nos Maîtres de la Faculté

de recevoir ici l'expression de notre gratitude et nos Maîtres des Hôpitaux nos plus sincères remerciements pour les fructueuses leçons qu'il nous a été donné d'entendre pendant notre externat de l'Hôtel-Dieu.

Nous voulons espérer que les Maîtres qui nous font l'honneur de juger notre thèse inaugurale voudront bien se montrer d'une grande indulgence ; cette indulgence est nécessaire pour un travail dont la seule qualité est d'être personnel et qui n'a d'autre prétention que de servir au modeste couronnement de nos études.

Introduction

L'idée de ce travail n'est pas nouvelle ; elle date à peu près de l'époque où fut signalé, dans la plupart des pays civilisés, le « *péril alcoolique* », c'est-à-dire du milieu de ce siècle. Depuis, on peut dire que la plupart des médecins qui, par leur situation, avaient à traiter des buveurs, ont signalé les dangers pour la société de laisser se répandre l'abus de l'alcool, et l'impuissance des moyens en usage pour corriger les ivrognes.

Ces moyens sont au nombre de deux : la prison et l'asile d'aliénés.

La loi punit de prison l'ivrogne manifeste, lorsqu'il est pris en état d'ivresse ; s'il présente des troubles délirants, elle l'enferme dans un asile d'aliénés. Dans les deux cas, la réclusion est de courte durée ; de la prison, il sort très vite, la peine étant toujours minime ; de l'asile, il sort presque aussi rapidement, les accès de délire ne subsistant pas, en général, après trois ou quatre jours de régime. Dès qu'il est rendu à la liberté, le buveur se livre de nouveau à tous ses excès, jusqu'à ce qu'il commette un autre méfait entraînant une nouvelle réclusion, et ainsi de suite.

C'est à cet état de choses que les aliénistes les plus compétents se sont ingéniés à porter remède. La question de *l'assistance des alcooliques* s'est précisée pendant ces dernières années. On a beaucoup parlé et on a versé des flots d'encre sur la nature de cette assistance ; mais il est un point sur lequel sont d'accord presque tous les aliénistes, c'est la nécessité d'interner les buveurs. Cette séquestration doit avoir lieu dans un asile spécial, dirigé par des médecins, où les alcooliques seront traités jusqu'au jour où il y aura tout lieu de croire à la guérison. — Nous désirons, dans ce travail, nous occuper de cet asile, essayer de démontrer que sa création ne doit soulever aucune difficulté et qu'un tel établissement contribuerait dans une large mesure à la guérison des alcooliques, à la sécurité publique et à la prophylaxie de l'alcoolisme.

Il ne se réunit pas un Congrès d'aliénistes sans que la question de l'alcoolisme ne soit longuement discutée à divers points de vue ; nous énumérons plus loin quelques décisions des dernières Sociétés savantes, qui ont trait à notre sujet, ainsi que les vœux qu'elles ont formulés à diverses reprises au sujet de l'assistance des alcooliques. Il ne semble pas que les autorités compétentes se soient jamais bien émues de ces vœux: A vrai dire, on a bien obtenu de temps à autre quelques promesses : au Congrès de Clermont-Ferrand, en 1894, M. Deschamps, conseiller général de la Seine, demandait à l'assemblée « un programme à suivre pour l'édification prochaine d'un asile spécial d'alcooliques, dont il avait fait voter le principe et les fonds d'établissement à Ville-Evrard. » Il fut reconnu que l'asile ainsi compris n'aurait pas rempli le but que l'on se proposait ; il s'agissait, en effet, d'affecter, dans un asile d'aliénés, cinq cents lits à des alcooliques ; on ne créait rien, on isolait simplement les buveurs ; les inconvénients que nous signalerons plus loin subsistaient.

C'est que la difficulté est plus grande qu'on ne le croit à première vue. Le but à atteindre est double et nous croyons pouvoir le résumer ainsi : 1° séquestrer les buveurs par habitude, les ivrognes, qui sont dangereux pour leur famille et la société ; 2° contribuer à arrêter les progrès de l'alcoolisme, en assistant les buveurs, par la séquestration et un traitement rationnel.

Or, il n'existe en France, dans l'état actuel, aucune disposition légale permettant de séquestrer les buveurs. On interne, à la vérité, les alcooliques qui présentent des accès délirants. Mais chacun sait que ces individus, qui entrent à l'asile dans des états de surexcitation très intenses et sont à ce moment de véritables aliénés, se calment très rapidement et sont normaux au bout de trois à quatre jours. La loi de 1838 fait dès lors un devoir au médecin de les rendre à la société. Et alors, qu'arrive-t-il ? Sitôt qu'il a franchi la porte de l'asile, l'alcoolique se remet à boire ; il s'arrête à la première auberge et prend une ample revanche des privations subies les jours passés ; souvent, il s'enivre le jour même de sa sortie ; il est même arrivé qu'un nouvel accès délirant se manifestait et qu'on devait ramener le buveur á l'asile, après un beau scandale ou des faits graves, dès le lendemain de sa sortie. C'est ainsi qu'il n'est pas d'asile qui n'ait à recevoir en assez grande quantité de véritables ivrognes *de profession*, souvent internés pour la vingt-cinquième ou trentième fois, et qui partagent leur existence entre le cabaret, le violon et l'asile. Ordinairement, d'ailleurs avant chaque séquestration, la société a eu plus ou moins à souffrir d'actes délictueux de leur part.

Ces buveurs sont des individus dangereux dans les asiles : traités nécessairement en commun avec les vrais aliénés, ils se font remarquer par leur manque de discipline; ils sont souvent les fauteurs de désordres, provoquent des évasions, emploient leurs facultés intellectuelles, qui souvent sont relativement intactes, à l'édification de projets nuisibles et savent le plus souvent échapper à la répression. Lorsqu'ils ne sont pas nuisibles à leur entourage, et c'est le cas des rares alcooliques qui présentent de la dépression intellectuelle et de l'obnubilation des facultés, la proposition est renversée, c'est à eux-mêmes que l'asile est nuisible; il est hors de doute qu'un entourage d'aliénés contribue puissamment au développement de maladies mentales chez les individus dont les fonctions cérébrales sont déjà fortement compromises, comme elles le sont dans certaines formes d'intoxication alcoolique.

Il y a là un état de choses regrettable et dont la société s'inquiète à juste titre.

Cette inquiétude se traduit depuis quelques années, dans tous les pays, par la création de sociétés de tempérance, de ligues antialcooliques, dont le but louable est d'arrêter les progrès effrayants de l'intoxication. Elles espèrent y parvenir, dans une certaine mesure, en rendant impossible ou très difficile l'abus de l'alcool sous toutes ses formes. Ces sociétés et ces ligues ont un but utilitaire incontestable, et quoique nous n'ayons pas encore pu constater les résultats de leurs efforts, nous avons en elles beaucoup d'espoir pour la prophylaxie de l'alcoolisme. Mais, si les sociétés et les ligues anti-alcooliques peuvent rendre des services au point de vue prophylactique, elles sont incapables d'en rendre au point de vue curatif : elles n'ont aucune action sur les buveurs par habitude. La raison en est simple : les buveurs sont des malades et des malades particuliers ; ils doivent être traités, non seulement par de simples conseils et de bons exemples, mais par une méthode rationnelle, qui réunît à ces exemples, l'isolement, l'abstinence forcée et prolongée, le travail, certaines médications. Les buveurs doivent être confiés à des médecins, qui auront le devoir. et le droit de les traiter jusqu'à guérison, c'est-à-dire jusqu'au moment où il sera à peu près certain qu'ils ne se livreront plus à leurs excès de boissons.

Nous exposerons, par la suite, de quelle façon on peut espérer arriver à ce but ; dès à présent, nous pouvons signaler les trois avantages principaux que l'on retirerait de cette pratique :

1o La guérison d'un certain nombre d'alcooliques, l'amélioration de beaucoup d'autres ;

2o La disparition, de la société, d'un nombre considérable de malfaiteurs, qui passent une partie de leur vie dans les asiles ou les prisons et sont, le reste du temps, des êtres dangereux ou des délinquants ;

3o L'espoir que cette méthode de séquestration servirait d'exemple salutaire aux alcooliques à venir et aiderait puissamment à la prophylaxie de l'intoxication.

C'est pour arriver à ce résultat que nous croyons pouvoir demander la création d'établissements spéciaux, où les buveurs par habitude et les ivrognes seraient séquestrés jusqu'à guérison. Et, puisque la législation actuelle ne permettrait pas d'obtenir cette séquestration, il resterait à élaborer une loi prescrivant l'internement des alcooliques. Enfin, il est à désirer que les pouvoirs ne s'en tiennent pas à des promesses ; qu'ils ne se contentent pas d'ordonner, après les vœux des congrès, des enquêtes interminables qui durent des années, et n'aboutissent qu'à la création de dossiers volumineux.

Il est acquis que des asiles tels que celui dont nous voulons parler rendent de grands services dans d'autres pays, notamment en Amérique et en Suisse. Les statistiques montrent, d'autre part, que la France est le pays où l'alcoolisme fait le plus de ravages et où ses progrès sont le plus rapides.

Il paraît urgent de remédier à ce péril. Nous croyons que ja prison est incapable de « corriger un ivrogne. » Elle ne met qu'un moment la société à l'abri des méfaits des alcooliques. Le buveur par habitude, l'ivrogne, sont des malades, et doivent être confiés au médecin.

Division

Notre étude se divisera en cinq chapitres :

Dans le premier, nous parlerons des rapports étroits qui unissent l'intoxication alcoolique aux maladies mentales et aux crimes, et donnerons quelques statistiques comparatives ;

Dans le second, nous ferons l'historique de la question de l'assistance des buveurs ;

En troisième lieu, à l'aide de faits et d'observations recueillies à l'asile et à la Clinique d'observation des maladies mentales, nous essaierons de démontrer la nécessité de cette assistance au moyen d'un asile spécial ;

Dans le quatrième chapitre, nous parlerons des conditions nécessaires à la création d'un asile pour buveurs et des objections qui lui ont été faites ; nous exposerons l'idée que nous nous faisons de cet asile et du traitement des buveurs ;

Le cinquième chapitre sera réservé aux conclusions.

CHAPITRE I

De l'intoxication alcoolique comme origine fréquente des maladies mentales et du crime.

On entend par alcoolisme un état morbide constitué par « des troubles durables des fonctions physiques et psychiques dûs à l'abus habituel de l'alcool ». Les troubles des fonctions psychiques seuls nous arrêteront un instant; il nous paraît nécessaire d'en rappeler la nature et d'insister sur les rapports si intimes qui unissent l'intoxication alcoolique, l'aliénation mentale et le crime.

Ces rapports ne sont pas une découverte récente, il faut remonter aux récits qui constituent l'histoire des premiers hommes pour en trouver l'origine. La légende sémitique de la pomme d'Eve est une allusion au premier crime commis sous l'influence d'une excitation alcoolique; on peut en rapprocher la légende de la *Saoma* dans l'Inde et celle du *Medh* dans les pays scandinaves; il est fort probable que la Saoma et le Medh ont la même signification et qu'il s'agit toujours d'un fruit capable de produire une liqueur fermentée; d'ailleurs, la Saoma est appelée en sanscrit *Madhu*, qui veut dire : vin. On peut donc donner la même origine aux mots : Saoma, Madhu, Medh ; ce sont les termes désignant sans doute le même fruit; il en était extrait une boisson qui provoquait le délire bachique. Il est curieux de rapprocher de ces origines le mot : *Matto* qui, en italien, veut dire fou [1].

Une légende arabe, qui attribue à Adam la plantation de la vigne, ajoute que le diable l'arrosa avec le sang d'un singe, d'un lion et d'un cochon, allusion aux vices suscités par l'alcool. Lombroso rapporte un vieux fabliau français, pris dans le « Nouveau recueil » de Méon et se rattachant à cette légende arabe. « On y lit que le diable, après avoir long-temps tenté un ermite sans parvenir à triompher de sa vertu, lui promit de le laisser en paix, à condition qu'il commît une seule fois un péché, lui laissant le choix entre le vin, la luxure et l'homicide. L'ermite, pour se débarrasser, accepte, et choisit le plus petit péché, de boire, pensant qu'ensuite il pourra facilement en faire pénitence. Il va dîner chez un meunier, son voisin, et s'enivre ; s'étant trouvé seul avec la femme de celui-ci, il tombe dans le second péché, et finit par tuer le meunier, par lequel il est surpris. »

Certains législateurs religieux sont effrayés des ravages que peut produire l'alcool et édictent les peines les plus sévères contre son usage.

Nous ne citerons que Mahomet, qui en fut l'ennemi le plus acharné, et non seulement en interdit la consommation pendant le mois du Ramâdan, mais le proscrivit absolument. Or, on sait avec quelle rigueur les Mahométans observent les pratiques de leur religion.

Il nous paraît intéressant de mettre en parallèle de ces pratiques la constatation de M. le docteur Meilhon, qui, d'une étude très approfondie sur l'aliénation mentale chez les Ara-bes, conclut : « L'aliénation mentale est très rare chez

---

(1) Voir Lombroso : *L'homme criminel.*

l'Arabe ; la proportion des aliénés chez les Musulmans est 134 fois moins considérable qu'en France... L'alcoolisme apparaît surtout depuis 1880; il frappe le cinquième des malades ». (*Annales médico-psycologiques*, 1886).

Ainsi, la relation entre l'intoxication alcoolique et les actes criminels ou les maladies mentales a été mise en relief dès la plus haute antiquité. Néanmoins, il se passe de longs siècles sans que la question soit reprise ; il est probable que ce silence tient moins à l'ignorance du péril qu'à l'insouciance des érudits de toutes les époques à l'égard d'un mal qu'ils connaissaient bien, mais qui restait stationnaire. On ne connut pendant longtemps que deux ou trois formes d'alcool ; ils intoxiquaient, à la vérité, mais toujours de la même façon, et une époque n'en abusant pas plus qu'une autre, l'alcoolisme gardait sa forme première et son étendue ; les ivrognes du seizième siècle étaient les mêmes que ceux du quinzième.

Il n'en est plus de même dès que nous arrivons à notre époque.

L'émancipation des classes de la société, leur nivellement, la civilisation, l'accroissement du bien-être, créent des besoins nouveaux pour tous ceux qui vivaient dans l'ignorance et la misère. Une foule de causes que nous n'avons pas à énumérer contribuent à améliorer leur condition ; l'alimentation s'en ressent la première ; les aliments de luxe tendent à s'introduire dans toutes les classes, et, en première ligne, les alcools. Mais les alcools consommés jusque-là étant trop chers, l'industrie s'ingénie à en fabriquer de nouvelles formes ; elle découvre des procédés nouveaux permettant de quadrupler presque le rendement, en poussssant la distillation; on obtient des « alcools de queue » qui ont l'avantage d'être un peu plus toxiques que les autres. La chimie intervient pour extraire l'alcool de toutes sortes de matières. Les boissons dites apéritives sont créées et on les aromatise avec des substances toxiques.

On inonde la foule de tous ces poisons et, sans le moindre contrôle, la concurrence s'exerce au plus grand détriment de l'état physique et des facultés intellectuelles des consommateurs.

Un tel débordement de boissons alcooliques, dont la moins dangereuse est un poison violent, devait apporter de notables changements dans les statistiques médicales. On signala un peu partout le péril alcoolique et, en 1852, parut le premier ouvrage important sur la question, celui de Magnus Huss. Le savant suédois créé le terme d'alcoolisme chronique dont il intitule son ouvrage, qui est un véritable traité.

Nous n'avons pas l'intention de rappeler les publications sans nombre qui ont vu le jour depuis l'ouvrage de Huss ; cela sortirait de notre cadre ; nous voulons seulement indiquer le point de départ de la lutte si intéressante, mais si peu fructueuse, qui se poursuit depuis cette époque contre l'abus des boissons spiritueuses.

Cette lutte, que tout médecin a le devoir de soutenir, est motivée par plusieurs raisons, dont voici les principales :

1o La constatation que l'abus de l'alcool prend de jour en jour des proportions plus inquiétantes ;

2o Qu'il entraîne une dégénérescence profonde de la race ;

3o Que l'accroissement des crimes et des maladies mentales est en rapport direct avec celui de l'intoxication.

Nous nous occuperons uniquement de ce dernier point,

et donnerons quelques statistiques tendant à prouver la réalité de ce rapport.

Il est aisé de se rendre compte *à priori* que les facultés intellectuelles doivent être influencées par l'usage de l'alcool. L'alcool absorbé se localise en partie dans les centres nerveux ; il y détermine, par son passage, qui se fait à l'état de nature, une irritation intense [1] ; cette irritation peut amener de l'hyperhémie congestive, dans le cas de passage d'une grande quantité d'alcool à la fois (alcoolisme aigu) ; si le passage a lieu pendant longtemps, par petites quantités (alcoolisme chronique), il se fait, dans les centres nerveux comme dans les autres organes, un travail de sclérose, puis l'atrophie des cellules nerveuses ; la fonction résidant dans les cellules, elle les suivra dans leur atrophie, et c'est ainsi qu'on aura successivement son pervertissement, son affaiblissement, enfin sa perte totale [2].

Ces lésions organiques, irrémédiables bien entendu, ne se produisent pas dans tous les cas ; il y a d'ailleurs des variations considérables dans leur moment d'apparition ; elles dépendent du degré de résistance de l'écorce cérébrale et nécessitent un trouble profond dans la nutrition de

(1) Le passage de l'alcool dans la substance cérébrale à l'état de nature est un fait bien établi ; il a été prouvé maintes fois. M. le Professeur Rémond nous a rappelé qu'il avait lui-même constaté le phénomène, par la distillation de cerveaux d'alcooliques, morts en état d'intoxication aiguë: le produit de la distillation donne nettement la réaction de l'iodoforme.

(2) L'alcool, par son passage, peut agir de deux façons sur les cellules nerveuses : 1º Directement, dans le cas d'alcoolisme aigu, en amenant une perturbation brusque et intense de leurs fonctions ; 2º indirectement, par les vaisseaux : ici, la lésion primitive est l'artério-sclérose ; les conséquences sont des troubles de nutrition de la cellule et le pervertissement progressif de ses fonctions, soit par suite de l'insuffisance de la circulation, soit par suite de thromboses artérielles.

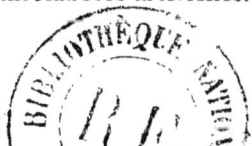

cette écorce. Deux grands facteurs interviennent ici : la dégénérescence cellulaire héréditaire et la faiblesse acquise; dans les deux cas, la cellule nerveuse offre une résistance moindre qu'à l'état normal, et d'autant plus faible que ces causes sont mieux établies : c'est ce qui explique que les divers individus soumis aux mêmes causes d'intoxication réagissent très différemment au poison ; on peut espérer, en outre, que certaines formes sont curables dans leur début, avant le stade d'atrophie cellulaire.

C'est pendant que s'accomplit ce travail plus ou moins rapide de désintégration cellulaire, que les fonctions psychiques se modifient. Si l'ivrogne n'est pas toujours un aliéné ou un criminel, il est toujours un anormal.

Krafft-Ebing résume ainsi le caractère de ces troubles psychiques : « Leur caractère fondamental, c'est la faiblesse psychique, et l'insuffisance croissante des facultés éthiques et intellectuelles. Les premiers symptômes se montrent ordinairement dans la sphère éthique ; l'individu a des idées relâchées sur tout ce qui concerne l'honneur, les mœurs, les convenances ; il est indifférent à la ruine de sa famille, au mépris de ses concitoyens. Il se joint à ces phénomènes une irritabilité d'humeur croissante et une véritable disposition à la colère violente... Un des premiers symptômes, c'est une faiblesse de volonté extraordinaire pour l'accomplissement des devoirs professionnels et civiques... Avec ces symptômes marche de pair une baisse progressive des capacités intellectuelles, qui se manifeste par la faiblesse de la mémoire, la difficulté dans la marche des idées, l'inertie de la perception... » [1]

_____

(1) Krafft-Ebing. *Traité de psychiatrie.*

A ces modifications, on peut joindre d'autres caractères, donnés par Lombroso : l'apathie, ou absence de préoccupation de sa propre situation, les impulsions alternant avec l'apathie, dont le prêtre de Marro, voleur, violateur et alcoolique, offre un bel exemple dans sa confession ; l'automatisme, le cynisme.

Krafft-Ebing donne parmi les caractères les plus frappants, le délire de la jalousie. Il l'a rencontré chez 80 pour cent des alcooliques mâles qui avaient encore des rapports sexuels. C'est un délire particulier, qui se produit par la « voie combinatoire » et donne l'impression de la réalité ; de sorte qu'on n'a guère, pour le dépister, que les renseignements extérieurs.

Ces modifications des facultés psychiques suffisent déjà à faire de l'alcoolique un aliéné ; elles font plus, elles l'entraînent au crime. Nous reproduisons les explications de Lombroso :

« Chez les alcooliques, les vols arrivent quelquefois par une tendance, en partie seulement automatique, et en partie dépendant de ce que, chez eux, l'idée se transforme aussitôt en fait, le désir en possession et parce que, le sens moral faisant complètement défaut, ils ne sentent pas le plus léger obstacle à leurs désirs.

« Il arrive souvent que les alcooliques tuent leur femme ou leur maîtresse, parce que la vue de la maison, presque toujours d'un aspect misérable, dissipe et anéantit leurs rêves dorés créés par l'alcool, leur montre les réalités et les détresses de la vie ; et parce que l'alcool provoque en eux l'irritation et l'hyperhémie des centres génito-corticaux excitant au plaisir charnel, auquel les rendent impuissants la dégé-

nérescence graisseuse des canalicules séminifères et les altérations spinales.

« Pour les mêmes causes (hyperhémie corticale, irritation
des centres génito-corticaux), on observe chez eux un
autre crime, savoir les accouplements monstrueux et féro-
ces, sur des cadavres, sur de vieilles femmes, sur des bles-
sés, sur des enfants, ou le viol suivi ou précédé de blessu-
res; et ici s'ajoute encore cette raison, que la tendance
sexuelle ne peut plus être excitée que par de nouveaux sti-
mulants et que, une fois excitée, elle ne trouve plus aucun
frein, si léger qu'il soit, dans le sens moral désormais
éteint. »

Ce n'est pas toujours parce que le sens moral a disparu
chez les alcooliques qu'ils deviennent criminels. Il ne faut
pas oublier que le *delirium tremens* n'est autre chose qu'un
« rêve qui dure » et peut déterminer des actes délictueux
inconscients et involontaires.

D'autre part, il faut, dans les causes des crimes des alcooliques, faire une très large part aux hallucinations; dans le
délire de jalousie, elles jouent un rôle considérable : l'alcoolique tue sa femme parce que la nuit il est obsédé de la
vue de son amant imaginaire, ou parce que des voix lui
révèlent les infidélités conjugales.

Et puis, ne faut-il pas faire une place dans l'étiologie du
crime aux grands délabrements cérébraux d'origine alcoolique, l'épilepsie toxique et la paralysie générale des buveurs?
On a dit avec raison que l'épileptique est le plus dangereux de tous les aliénés; cela est surtout vrai de l'épileptique alcoolique et surtout absinthisé. On peut en dire autant
du paralytique général, dans la période pré-paralytique;

et il faut remarquer que les paralysies générales d'origine alcoolique donnent une forte proportion de criminels.

Nous en avons assez dit sur les raisons d'ordre pathologique qui peuvent conduire le buveur à l'aliénation mentale et au crime. A l'appui de ces considérations, nous ne saurions mieux faire que d'exposer quelques chiffres statistiques.

Lombroso donne les moyennes suivantes :

En Belgique, l'alcool provoque le crime dans la proportion de 25 à 27 pour cent ;

A New-York, sur 49,423 accusés, 30,509 étaient ivrognes de profession ;

En Hollande, en 1871, les 4/5 des causes des crimes sont attribués au vin et 7/8 des rixes ou contraventions ;

En Suisse, on attribue à l'alcoolisme les 3/4 des délits ;

En Angleterre, sur 29,752 condamnés par les assises, 10,000 étaient arrivés là par suite de la trop grande fréquentation des cabarets et 50,000 sur les 90,903 condamnés sommaires (Baër, *Alcoholismus*, 1878).

En France, Guillemin calcule à 50 pour cent les criminels par abus d'alcool ;

En Allemagne, Baër les calcule à 41 pour cent ;

Marro donne une proportion de 73 pour cent, Rossi 81 pour cent ;

Ferri, sur une moyenne de 18 années en France, démontre que la criminalité est en parfait parallèle avec la consommation de l'alcool.

En revanche, Dixon cite un pays, en Amérique, qui est exempt de crimes depuis des années ; c'est Saint-Johnsbury. Ce pays a adopté comme loi la prohibition absolue des substances fermentées, qui sont délivrées par le pharmacien, comme les poisons, sur la demande du consommateur et avec le consentement du maire, qui inscrit le nom du contrevenant sur un tableau public.

Ces chiffres, recueillis par Lombroso, constituent déjà une respectable proportion; ils ont le défaut d'être un peu anciens (ils sont tous antérieurs à 1880). Des statistiques plus récentes donnent des proportions encore plus fortes et constamment en progrès.

Dans les prisons, les proportions d'alcooliques varient de 60 à 80 pour cent. Il suffit de consulter les faits divers des journaux pour se rendre compte du nombre considérable de crimes et de délits dûs à l'alcool. Nous reproduisons une statistique dressée par les *Annales médico-psychologiques* en 1897, et recueillie en moins de dix numéros; il y a cent faits attribuables à l'ivresse, décomposés ainsi :

Condamnations pour ivresse, outrages aux agents....	22
Tentatives d'homicide, coups et blessures	20
Homicides...................................	17
Agressions, viols, rixes, mauvais traitement.......	12
Actes excentriques ou délictueux.................	11
Suicides....................................	8
Morts par accidents ou ivresse..................	6
Homicides et suicides.........................	2
Divers......................................	2
TOTAL.....	100

Un tiers environ des individus qui composent cette statistique avaient déjà été l'objet de condamnations pour d'autres délits, toujours sous l'empire du délire alcoolique.

L'influence sur l'évolution des maladies mentales est mise en relief par les chiffres suivants :

En 1835, Esquirol trouve à Charenton 8 pour cent d'aliénés alcooliques;

En 1864, dans le même asile, Lagarosse donne 24 pour cent, et, pendant ces dernières années, M. Magnan a montré que sur cent malades admis dans les asiles, plus de trente-cinq y sont poussés par l'alcool, sans compter les descendants d'alcooliques.

Pour donner une idée de la proportion de descendants d'alcooliques parmi les dégénérés, nous reproduisons les chiffres suivants de M. Bourneville :

Sur 1,774 enfants idiots, épileptiques, imbéciles ou hystériques entrés à Bicêtre de 1879 à 1898, M. Bourneville constate que :

Les pères de........	677 enfants faisaient des excès de boissons ;	
Les mères de.......	59 — — — —	
Les père et mère de.	21 — — — —	
	Dans 242 cas aucun renseignement.	
Les père et mère de.	775 enfants étaient sobres.	
TOTAL.....	1774	

La conception pendant l'ivresse du père a été relevé 154 fois et la conception probable 43 fois. C'est donc un proportion supérieure à 50 descendants d'alcooliques sur cent enfants.

A l'asile de Dresde, de 1889 à 1794, M. Luhrmann note que sur 1,900 malades traités, il y en avait 500 atteints de psychoses attribuables uniquement à l'alcoolisme. En 1893, la proportion était de 31 pour cent. M. Pierson trouve ces chiffres exagérés; M. Weber ne donne que 16 pour cent.

Nous n'ajoutons pas une grande importance à ces chiffres, nous croyons même que l'on doit s'en méfier. Durant notre internat à l'asile de Montauban, nous avons essayé de dresser une statistique d'aliénés alcooliques ; il nous a été impossible d'arriver à un résultat pouvant offrir quelque valeur. Les difficultés tiennent à plusieurs raisons : souvent il n'est pas possible d'avoir du malade ou de sa famille le moindre renseignement au sujet des habitudes alcooliques ; ou bien ces renseignements sont faux et entraînent des erreurs de diagnostic ; enfin, l'alcoolisme est un des facteurs pathogéniques les plus importants de la paralysie générale ; et l'on ne saurait séparer à coup sûr les paralytiques généraux alcooliques de ceux qui ne le sont pas. On observe même dans certaines contrées, nous tenons ce renseignement de M. le professeur Rémond, que l'unique facteur étiologique de la paralysie générale est l'alcoolisme. (Vosges).

Les chiffres suivants sont plus éloquents :

Le docteur Darin (rapports de l'alcoolisme et de la folie, 1896) expose que la production de l'alcool à 90° monte de 764.690 hectolitres en 1875 à 2.476.387 en 1893 ; la production de l'absinthe à plus que doublé en huit ans.

En 1830, la consommation de l'alcool à 90° était de un litre et demi par tête, à Paris ; en 1885, elle est de vingt-sept litres.

Pour toute la France, la moyenne de la consommation est, selon M. Denis, professeur à Genève, de 13 litres 81 d'alcool :

En Suisse........	de 11 litres ;
En Belgique.....	de 10 litres 59 ;
En Italie	de 10 litres 22 ;
En Allemagne....	de 9 litres 34 ;
En Angleterre....	de 9 litres 23 ;
En Suède........	de 4 litres 39 ;
Au Canada	de 2 litres 03 ;

Si on compare la consommation antérieure à celle d'aujourd'hui, on constate qu'elle augmente en France et en Belgique, et diminue en Allemagne, en Suède, au Canada.

En Suède, entre 1829 et 1889, elle tombe de 22 litres à 4 litres 5 ;

En Allemagne, de 1886 à 1892, de 11 litres à 9 litres ;

En Belgique, de 1853 à 1896, elle monte de 7 à 10 litres ;

En France, de 1830 à 1892, elle monte de 8 litres à 14 litres [1].

En revanche, au commencement de ce siècle, le département de la Seine comptait environ mille aliénés internés ; à l'heure actuelle, il y en a 12,500.

Tous ces chiffres se passent de commentaires : ils sont la preuve brutale mais indéniable que les crimes et les maladies mentales progressent en raison directe de la consommation alcoolique ; il nous semble qu'on ne peut rester indifférent en face d'un progrès si funeste et si rapide.

On voit, en outre, que la France est le pays qui consomme le plus d'alcool et où l'extension du fléau est le plus rapide. Enfin, le Congrès international de Bâle, en 1896, a démontré que nous étions bien en retard sur les autres pays dans la lutte contre les progrès de l'intoxication. L'Allemagne, la Suisse, la Belgique, l'Angleterre, la Russie se sont ingéniées à trouver des moyens prophylactiques, ont promulgué des lois répressives. La France s'immobilise aux débuts de la campagne ; elle en est encore aux avant-projets.

(1) J. Denis. *Recherches sur la consommation des boissons distillées et fermentées dans différents pays.*

Parmi ces projets, il en est un, nous semble-t-il, qui est appelé à rendre les plus grands services ; c'est celui qui a trait à l'assistance des buveurs, et dont nous allons faire l'historique.

———

CHAPITRE II

Historique de la question de l'assistance des alcooliques.

De la définition de l'alcoolisme telle que nous l'avons donnée au début du chapitre précédent, il découle qu'on peut établir deux catégories d'alcooliques : 1º ceux chez qui prédominent les symptômes physiques de l'intoxication ; 2º ceux qui présentent surtout des symptômes psychiques. Il est juste d'ajouter tout de suite que ces deux catégories se confondent très souvent. Néanmoins, jusqu'à nos jours, les médecins ne s'étaient guère occupés que de la première forme ; on connaissait des formes organiques, viscérales, ou même nerveuses d'alcoolisme ; on ignorait la forme mentale. On traitait les dyspeptiques, les artério-scléreux, les cirrhotiques ; on ignorait tous ceux qui, sous l'influence de l'ivresse ou de l'accumulation du poison, devenaient des êtres passagèrement dangereux pour la société ; à plus forte raison ne songeait-on pas à les traiter. C'est seulement lorsque, par suite de l'accroissement énorme de la consommation alcoolique, le mal prit des proportions en rapport avec ces abus, que l'on se demanda si, entre le buveur dont l'équilibre physique est rompu et celui qui est aliéné, il n'y aurait pas place pour cet individu qui, sous l'influence de l'ivresse habituelle, perd un moment la raison, se rend cou-

pable de délits, commet des crimes. On eut l'idée que cet
individu pourrait bien être un malade ; et, tout de suite, on
émit l'hypothèse de son traitement. Ce fut l'origine de la
question de l' « assistance des buveurs ».

Cette question a été soulevée il y a un peu plus de
50 ans ; et, malgré l'extension de plus en plus menaçante
du mal, nous verrons combien peu, en France du moins,
elle a fait de progrès.

L'idée nous en est venue d'Amérique. En 1846, le docteur Turner, du Maine, pensa que l'ivrognerie pourrait bien
être traitée comme une maladie et chercha à provoquer un
courant d'opinions favorables à la création d'un hôpital spécial pour le traitement des buveurs ; il forma une Société
et parvint à fonder, à Binghmanton, son asile, dont le directeur était le chirurgien Valentine Mott. Cet asile fut ouvert
en 1864. « Une loi autorisait le directeur à retenir les
malades contre leur gré ; on ne les acceptait que pour un
an au moins ; chaque cas était considéré comme un cas de
folie suicide, exigeant un long traitement médical et le
restraint ». Cet asile ne subsista pas ; les ivrognes que l'on
y retenait réclamaient contre leur détention forcée ; il y en
eut qui trouvèrent des amis assez complaisants et influents
pour faire disparaître l'institution.

Le sort de l'asile de Binghmanton fut celui de la plupart
des créations utiles; mais l'idée subsista, fut reprise et mise
à profit dans quelques pays.

D'abord, aux Etats-Unis ; les Américains font les choses
grandement : il fut créé en peu d'années une cinquantaine
d'asiles pour buveurs, dont la plupart fonctionnent très bien
encore aujourd'hui.

En Europe, on ne se décida pas si vite ; peut-être hésitait-on devant un projet qui pouvait paraître un attentat contre la liberté individuelle. Il y a seulement quelques années que la question de l'internement des buveurs a été portée devant les divers congrès.

Au congrès annuel des aliénistes allemands (session de Weimar) en 1891, fut examinée la question de la dipsomanie dans ses rapports avec la responsabilité. Les rapporteurs, MM. Jolly et Roller, concluent à l'irresponsabilité et à la nécessité du traitement des dipsomanes et des ivrognes dans des asiles spéciaux, dirigés par un médecin.

A ce Congrès, M. Zinn aîné rapporte le projet de loi proposé par le canton de Saint-Gall au Grand Conseil, où il est dit : « Les buveurs par habitude qui, à la suite d'excès d'alcool présenteront, d'après le rapport d'un médecin fonctionnaire, un affaiblissement considérable de la volonté, seront internés dans un asile spécial et placés en tutelle. »

M. Sonderegger ajoute : « La pénalité correctionnelle, chez les buveurs par habitude, est insensée, puisque ces malheureux ont perdu la force morale. Pourquoi alors ne pas punir les épileptiques de leurs accès ? Notre devoir est donc, en nous plaçant à un point de vue médical pur, d'obtenir l'internement des buveurs par habitude dans un asile pour buveurs. »

Le Congrès émit le vœu de la création d'asiles pour alcooliques, dirigés par un médecin (*Arch. neurol.*, 1892, p. 105).

L'Allemagne possède actuellement dix-huit établissements pour le traitement des buveurs ; quatre sont dirigés par des médecins. Le docteur Tilkowski, qui a fait une description très intéressante des Asiles de Friedrichshütte, Wilhems-

hütte, et Eichhoffens Bielfield, en Westphalie, donne une
moyenne de 25 pour cent de guérisons.

En Autriche, le Landtag vote, en 1893, les fonds nécessaires à la création d'un asile spécial pour alcooliques ; il
vote aussi un projet de loi permettant, sur l'avis d'une
commissission compétente, d'interner dans cet asile tout
individu ayant séjourné dans un asile d'aliénés pour troubles mentaux consécutifs à des excès alcooliques et qui en
est sorti guéri, sans avoir encore acquis la force nécessaire
pour résister à la tentation de boire. *(Sem. méd.,*
15 février 1893).

En Russie, il existe, dans les environs d'Helsingsfors, une
maison spécialement consacrée au traitement des alcooliques et qui porte le nom de *Tourva.* En 1891, après deux
ans d'existence, elle contenait 38 malades, d'un âge moyen
de 33 ans ; sur les malades sortis en 1890, il y en eut neuf
qui refusaient par la suite tout alcool, deux douteux et six
qui récidivèrent. Le traitement comprend : le séjour à
l'asile, l'abstention de tout alcool, le travail, la suggestion
hynoptique. Le docteur Savitzki, qui l'a visité, le trouve
remarquablement bien organisé. *(Arch. neurol.,* 1891, p. 471).

En Suisse, le système de la cure des buveurs par l'internement fut réalisé en 1889 par le docteur Forel, professeur
à l'Université de Zurich, dans l'établissement modèle
d'Ellikon-sur-Thur.

Il existe encore des asiles pour buveurs en Angleterre,
dans la Tasmanie, le Nouveau-Brunswick, la Nouvelle-
Zélande, Victoria, le Canada. Dans tous ces pays, ainsi que
l'a fait remarquer le docteur Legrain, au Congrès de
Bruxelles, en 1898, il existe des lois qui consacrent le principe de l'internement d'office, et on s'en trouve bien.

Tels sont les progrès réalisés dans les autres pays. Nous verrons plus loin les avantages qu'ils en retirent ; examinons d'abord, pour établir un parallèle, ce qui a été fait en France.

La question de la création d'asiles pour alcooliques est soulevée pour la première fois au Congrès de médecine mentale de Paris, en 1889 ; le Congrès émet un vœu tendant à cette création.

En 1892, le Conseil supérieur de l'Assistance publique met la question à l'étude...

En 1894, au Congrès des médecins aliénistes et neurologistes des pays de langue française, à Clermont-Ferrand, la question est longuement traitée, au sujet du rapport du docteur Ladame, de Genève, sur l'*Assistance et la législation relatives aux alcooliques*.

Après avoir passé en revue les moyens prophylactiques usités dans les divers pays pour combattre l'alcoolisme, le docteur Ladame étudie la question de l'assistance des buveurs :

« Les hôpitaux, les asiles d'aliénés, les prisons, les maisons de correction, les hôpitaux d'incurables, sont encombrés d'alcooliques. Suivant ses effets, l'alcoolisme mène fatalement à l'une ou l'autre de ces institutions sociales, et cependant les hommes compétents, dans tous les pays, réclament de plus en plus énergiquement des asiles spéciaux pour les buveurs en nombre considérable, qui n'appartiennent ni à l'un ni à l'autre de ces établissements et qui sont un danger permanent pour leur famille et la société. »

Et, après une longue description des asiles existant dans les divers pays, le docteur Ladame conclut :

« L'assistance des alcooliques réclame avant tout la fondation d'asiles pour la guérison des buveurs. Ces asiles doivent remplacer les prisons et les maisons de correction, qui aggravent l'état physique et moral des ivrognes qui y sont placés et contribuent à les rendre incurables. Ils doivent être organisés et dirigés selon les principes de la science médicale. »

Le rapport de M. Ladame a donné lieu à une longue discussion, à laquelle ont pris part MM. les docteurs Vallon, Legrain, Bourneville, Joffroy. Il nous paraît utile de rapporter les paroles de M. Vallon :

« Je suis très partisan de la création d'asiles spéciaux pour les alcooliques. L'organisation de nos asiles est, en effet, défectueuse pour le traitement de ces malades. Ceux qu'on nous envoie — ils nous viennent du Dépôt ou de l'Asile clinique après avoir été ramassés sur la voie publique — sont très rapidement guéris. Au bout de quelques jours, leur délire a disparu ; ils n'en ont même plus, le plus souvent, quand ils arrivent à l'Asile de Villejuif. Je les envoie travailler dans les différents chantiers ; on leur donne à porter du bois, du charbon, etc., aux divers fonctionnaires. Ceux-ci les récompensent en leur donnant un verre de vin. Les alcooliques s'arrangent pour servir le même jour plusieurs fonctionnaires. Il en résulte qu'ils se grisent, et jamais ils n'arrivent à se guérir de leur alcoolisme.

« Ces alcooliques encombrent nos services, prennent la place de véritables aliénés. Pourquoi ne pas les renvoyer, dira-t-on, une fois leur accès de délire passé ? La raison est bien simple. Il m'est arrivé souvent de demander la sortie de semblables alcooliques ; ils me sont revenus au bout de six à huit jours. De Villejuif à Paris, ils s'arrêtent dans tous les cabarets ; ils arrivent à Paris ivres et délirants, on les mène au Dépôt ; comme il n'y a pas de place, on les envoie à l'Asile clinique, et de là à Villejuif. J'ai dans mon service un alcoolique qui y est entré vingt-sept fois, toujours dans les conditions que je viens de rapporter.

« Je demande qu'un individu de cette sorte, qui a démontré qu'il est incapable de vivre dans la société, qu'il est un danger pour elle, je demande qu'on l'enferme dans un asile spécial, où la loi permettra de le garder... Un asile spécial pour alcoolique s'impose, on le voit. Mais il ne devra renfermer que des alcooliques, qui seront soumis à un régime spécial, à l'abstinence absolue de l'alcool. Au Conseil général de la Seine, on a voté la création d'un asile dans lequel 500 lits seront réservés aux alcooliques. Dans cet asile, les services généraux seront communs ; c'est absolument comme si on ne faisait rien. Ces alcooliques continueront à boire et leur guérison ne sera jamais obtenue. — Encore une fois, ce qu'il faut, c'est un asile pour les seuls alcooliques. Quand cet établissement sera créé, nous ne recevrons plus dans nos asiles les ivrognes qu'on arrête tous les jours et qu'on nous envoie parce qu'on ne sait pas où les mettre. »

Le docteur Legrain demande la création d'une loi autorisant l'internement prolongé de ces alcooliques, dangereux pour la sécurité publique.

Le docteur Bourneville déclare qu'il est très partisan de la création d'un asile pour ivrognes ; mais il faudrait d'abord obtenir une loi permettant de séquestrer ces individus dangereux, qui ne rentrent pas dans les formes habituelles de l'aliénation mentale.

Le docteur Joffroy conclut dans le même sens.

Le Congrès de 1894 émet un vœu, proposé par M. Joffroy, tendant *à ce que les médecins aliénistes soient consultés pour la construction d'un asile pour les alcooliques* (compte-rendu du Congrès de Clermont-Ferrand, 1894).

Au Congrès des aliénistes de Bordeaux (août 1895), M. Deschamps, de Paris, parle de nouveau de ce projet ; il conclut à sa reprise et à l'hospitalisation des buveurs, à raison de 50 par section, comme en Suisse.

A la séance de l'Académie de médecine du mois d'août 1895, M. Magnan propose la création d'asiles d'alcooliques, en invoquant l'exemple des pays étrangers.

Le conseil supérieur de l'Assistance publique, dans sa séance du 7 mars 1895, sur le rapport de MM. Magnan e'. Legrain, émet le vœu que le gouvernement encourage la création d'établissements pour les aliénés alcooliques avec quartiers spéciaux.

Dans un article très documenté publié par les « *Annales médico-psycologiques* », en novembre 1894, le docteur Marandon de Montyel, demande la création d'asiles spéciaux, où l'abstinence totale, forcée et prolongée, serait le principal moyen de traitement, et une loi relative à l'internement des buveurs.

En 1895, dans un rapport au sujet de la création d'un asile spécial d'alcooliques, dans le département de la Seine, le docteur Serieux, s'appuyant sur l'expérience des asiles de la Suisse, de l'Autriche et de l'Allemagne, réclame dans l'asile projeté en France, la division en pavillons de 50 malades ; l'affectation de 7 sur 10 de ces pavillons aux buveurs améliorés, avec ateliers, surveillance et organisation du travail sérieux.

Enfin, M. Legrain, délégué officiel de la France au Congrès de Bruxelles, en 1898, présente au ministre de l'intérieur un rapport dans lequel, après avoir examiné ce qui a été fait dans les autres pays et les résultats obtenus, il demande la création d'un asile pour buveurs.

Telles sont les phases de la question de l'Assistance des buveurs. Nous n'avons pu que mentionner, en France, les desiderata des personnages les plus autorisés. Il serait trop long de parler de toutes les publications qui s'y rapportent. Nous énumérons, dans notre bibliographie, les principaux ouvrages qui ont trait à notre sujet et que nous avons consultés avec fruit.

Qu'est-il résulté, dans notre pays, de cette campagne ? Rien encore. Sans doute, l'enquête demandée par le Congrès de 1894 n'est pas encore terminée. Nous ne saurions croire que les pouvoirs compétents ne tiennent aucun compte de demandes aussi urgentes et de vœux aussi nettement formulés.

Chaque réunion savante, qui s'occupe de la question, démontre que nous sommes restés fort en arrière des autres pays ; les statistiques étalent pour la France un total d'alcooliques et de leurs méfaits bien supérieur à ceux de nos voisins, et constamment en progrès. Et si nous mettons en regard de ces chiffres les résultats thérapeutiques obtenus chez les buveurs dans les pays où existent des asiles spéciaux, nous ne pouvons nous empêcher de nous demander pourquoi nous restons stationnaires.

Ces résultats thérapeutiques sont bien réels. Nos recherches ont été faites sans parti pris ; nous avons écarté toutes les statistiques qui, en raison du peu de durée des observations, n'offraient pas de garanties suffisantes. Il est bien certain que l'on ne peut affirmer la guérison d'un buveur qu'après une très longue période d'observation hors de l'Asile ; tel alcoolique qui aura mené durant son internement une vie très calme, manifesté même un dégoût profond de sa boisson favorite, peut très bien, dès qu'il est livré à lui-même, se remettre à boire et devenir plus dangereux qu'avant, dans une autre région où il ne pourra être suivi. Nous n'avons, d'autre part, de criterium de guérison que l'abstinence prolongée en dehors de la surveillance de l'Asile. Nous ne saurions donc attacher d'importance qu'aux statistiques tenant compte de cette abstinence durable. Les documents de ce genre sont rares, mais il en est d'indiscutables.

Le docteur Turner, après avoir été contraint d'abandonner son asile de Binghmanton, écrivit 1600 lettres aux familles de 1600 buveurs traités par lui ; il acquit ainsi la certitude, avec preuves, que 62,5 pour cent étaient restés totalement abstinents depuis au moins 5 ans.

Le docteur Day, dans son hôpital de Washingtonian-House, montre que le chiffre des guérisons atteint parfois 70 pour cent, dont 42 pour cent sans récidive depuis 6 ans.

Le docteur Mason, au « Kings County inebriate house », donne 34 pour cent de guérisons persistantes, sur 2000 cas datant de plus de 10 ans.

Le docteur Crothers, au Congrès de l'exposition universelle de Chicago, en 1893, donne, sur 3000 cas, 40 pour cent de guérisons s'étant maintenues 7 ou 8 ans après la sortie.

Le docteur Vormann, au même Congrès, donne 33 pour cent de sujets totalement abstinents après traitement à Dalrymple-House, en Angleterre.

Le docteur Forel, à Ellikon (Suisse) donne de 25 à 38 pour cent de guérisons.

Si l'on fait une moyenne de tous ces chiffres, pris dans des pays différents, on trouve, comme résultat général, 46 pour cent de guérisons durables : « Sur 12,067 ivrognes internés, 5,550 ont cessé d'être des ivrognes, pour devenir pour les trois quarts des abstinents complets, c'est-à-dire des buveurs d'eau. » (Marandon de Montyel. La cure des buveurs, in *Ann. Méd. psych.* 1894).

Nous ne citerons que pour mémoire l'unique tentative de sélection qu'on a voulu faire en France, en créant un quartier spécial d'alcooliques à l'Asile de Ville-Evrard. M. Marandon de Montyel, à qui ce quartier a été confié, en fait lui-même la critique, qui se résume ainsi : luttes avec les familles des malades, familles besogneuses, qui souvent ont besoin du père de famille interné mais pouvant travailler ; impossibilité morale de leur refuser la sortie ; thérapeutique insuffisamment prolongée, par suite de l'absence de loi permettant le maintien de l'ivrogne malgré lui ; absence de période d'épreuve, intermédiaire aux périodes de traitement et de liberté. (Marandon de Montyel, *loc. cit.*)

Ainsi, nous constatons qu'en France il n'a pas encore été fait un pas dans la question de l'assistance des buveurs. Nous nous sommes laissés devancer par les autres nations, et nous ne cherchons guère, semble-t-il, à profiter des résultats acquis par elles. Il faut voir là, croyons-nous, une des causes les plus actives de notre supériorité incontestée au point de vue de la consommation alcoolique et du nombre des victimes de cette intoxication ; nous verrons plus loin, en effet, comment les asiles pour buveurs peuvent contribuer à la prophylaxie de l'alcoolisme.

L'insouciance que notre pays témoigne en face de ce péril nous paraît tenir à deux raisons :

1° L'habitude de considérer les ivrognes comme des délinquants et non comme des malades dangereux mais susceptibles de guérison ;

2° L'hésitation de nos représentants à élaborer une loi permettant de séquestrer les buveurs.

Nous serions heureux de contribuer, dans une faible mesure, à dissiper ces deux erreurs. Nous avons déjà, dans le premier chapitre, essayé de démontrer théoriquement que le buveur est un malade ; nous allons, par quelques observations, en donner la preuve pratique ; nous espérons montrer ainsi que l'ivrogne, non traité, est incapable de vivre dans la société. Nous verrons ensuite dans quelle mesure, au point de vue du droit, on pourrait concevoir une disposition légale relative aux buveurs.

CHAPITRE III

Le Buveur aux points de vue médical et social.

Nous avons jusqu'ici employé indifféremment les termes de « Buveur par habitude » et d' « ivrogne » pour désigner le même individu, celui qui, sous l'influence de l'intoxication alcoolique, présente des phénomènes morbides de la sphère mentale, phénomènes passagers, mais redoutables pour la société. Ces deux termes ne sont pas tout à fait synonymes; et il nous paraît utile d'en spécifier le sens exact, avant de citer des exemples. Nous comprendrons, en effet, dans ces exemples, tantôt des individus qui n'ont jamais présenté de phénomènes d'alcoolisme aigu, tantôt d'autres qui s'enivrent de temps en temps, mais qui, dans les intervalles, assez longs parfois, ne font pas d'excès de boissons. Cependant, ces deux catégories d'individus deviennent passagèrement dangereux, se livrent aux mêmes actes répréhensibles.

Le docteur Smith, au XXVe Congrès de la Société psychiatrique de l'Allemagne du Sud-Ouest, en 1893, définit le buveur par habitude : « Celui qui, habituellement, le plus souvent sans se douter des effets pernicieux de l'alcool, prend chaque jour une certaine quantité de boissons spiritueuses », et l'ivrogne : « Celui chez qui l'absorption habituelle de l'alcool a produit des altérations physiques telles, qu'il ne désire plus en ingérer d'aussi grandes quantités, et qui cependant, bien qu'il reconnaisse que l'alcool est nuisible, n'a plus l'énergie nécessaire pour se soustraire à ce penchant, plus vif de jour en jour ».

Nous croyons pouvoir avantageusement simplifier ces définitions en disant que le buveur par habitude est *celui qui, sans jamais s'enivrer, ni se rendre compte du danger de boire, prend chaque jour de l'alcool à doses toxiques*, et l'ivrogne, *celui qui s'enivre, se rend compte après l'ivresse et grâce à elle que l'alcool est nuisible, promet de ne plus boire, mais a perdu la force morale nécessaire pour résister à la tentation*. Il n'y a donc, entre les deux catégories, qu'une différence subjective, dépendant surtout de la façon de réagir particulière à chaque individu contre le poison et du mode d'absorption.

Il est bon de se rendre compte, qu'au point de vue qui nous occupe, les deux termes peuvent être considérés comme synonymes et que nous comprenons, sous le nom général de *Buveurs*, à la fois tous ceux qui sous l'influence de doses massives présentent des phénomènes d'intoxication aiguë, et ceux qui ingèrent l'alcool d'une façon régulière, sans cependant jamais arriver aux phénomènes de l'ivresse. Nous retrouvons dans les deux catégories les mêmes symptômes délirants nécessitant la séquestration, il ne nous semble pas utile de les séparer.

Le buveur, ainsi défini, est-il un malade ? En d'autres termes, trouve-t-on, en dehors de ses moments d'ivresse, un état morbide particulier, le rendant relevable non plus de la justice, mais de la médecine ? Nous avons démontré, dans le chapitre premier, que, théoriquement, cet état morbide existe ; le buveur n'est jamais normal, même entre ses petits verres. Il en découle cette conséquence pratique, c'est que tous les actes qu'il commet dans les intervalles soit de ses accès, soit de ses ivresses, doivent être considérés comme des actes morbides, ou tout au moins suspects. Le buveur est rapidement dépourvu du sens moral ; la meilleure preuve, c'est qu'il recommence à boire, même après s'être rendu compte que la boisson lui est nuisible ; et le sens moral étant une faculté de contrôle, il est, au bout de très peu de temps, incapable de donner à ses actions une cause déterminante autre que l'impulsion ; il peut encore, très souvent, distinguer le bien du mal, ce qui est permis de ce qui ne l'est pas, il ne saurait se déterminer à agir dans un sens lorsqu'il se sent poussé à commettre un action contraire. Il est entièrement soumis, par l'atrophie de ses facultés de contrôle, à l'influence, soit de ses instincts, soit de ses idées délirantes : c'est ainsi que nous avons des alcooliques violateurs, d'autres qui tuent leur femme sous l'empire de leur délire de jalousie. Il arrive souvent que ces individus reconnaissent avoir commis une action répréhensible, mais ils ajoutent qui n'ont pu s'y soustraire, et qu'en pareille circonstance ils recommenceraient. D'autres, plus intéressants, se sentent contraints de boire, et, quand ils ont bu, de commettre des actes délictueux ; ce sont les dipsomanes, les plus dangereux de tous les buveurs. Enfin, il en est qui présentent une véritable atrophie de toutes les facultés intellectuelles, se livrent machinalement à la boisson, et obéissent sous son influence à tous les mobiles, sans désormais se rendre aucun compte de leurs actions. Cette catégorie de buveurs est celle qui offre le moins de prise à l'action thérapeutique de l'isolement.

Chez tous les buveurs, nous trouvons au moins une des

tares intellectuelles que nous venons de signaler : abolition des facultés de contrôle, impulsions, dipsomanie, automatisme. Cette constatation ne suffit-elle pas à entacher leurs actes d'irresponsabilité ? Il semblerait superflu d'insister sur ce point, si l'opinion contraire n'était encore soutenue et mise en pratique par les gens de qui seuls relèvent en France les buveurs dangereux, c'est-à-dire par les hommes de loi. Il est même d'usage, devant les tribunaux, de voir considérer l'ivresse sous l'empire de laquelle un inculpé a commis un délit comme une circonstance aggravante. L'individu trouvé en état d'ivresse manifeste est condamné à une amende ou à quelques jours de prison ; le plus souvent, on se contente de le « mettre à l'ombre » pendant une nuit, avec une contravention et quelques bourrades de la part des agents qui l'ont ramassé. S'il a, pendant son ivresse, poussé l'oubli des choses permises jusqu'à casser quelques carreaux ou invectiver les passants, on lui inflige huit jours de prison ; s'il a commis des délits plus graves, la durée de la détention est plus longue ; et voilà tout, jusqu'à la prochaine récidive. Nous ne savons, faute de statistiques, combien de guérisons ont été ainsi obtenues ; nous ignorons combien de buveurs ont cessé de boire après une condamnation pour ivresse. Nous voudrions bien croire que l'ivrogne, fatigué de faire des séjours à la prison, finisse par se corriger ; il ne serait pas moins vrai, même dans cette dernière hypothèse, qu'il aurait déjà été nuisible à la société au moins autant de fois qu'il aurait comparu devant les juges. Tous les jours, nous voyons des individus condamnés pour ivresse, tapage, outrages, etc. et nous apprenons que leur casier judiciaire est orné d'un nombre respectable de condamnations antérieures de même genre : un mar-

chand ambulant de Nantes avait subi 71 condamnations
pour ivresse. La récidive est la règle, la prison est impuissante à l'empêcher. Il nous semble, au contraire, qu'elle
provoque le plus souvent cette récidive. Elle la provoque,
parce que le séjour n'y est pas assez prolongé ; parce que
le buveur ne trouve en prison ni exemple salutaire, ni conseils éclairés, ni longue abstinence ; parce que le régime
de la prison est une punition et non un remède, et que,
sitôt la punition finie, le buveur n'a garde, comme l'écolier
mis au pain sec, de rechercher avec d'autant plus d'avidité
ce dont on l'a privé.

C'est aller à l'encontre du but que de punir les ivrognes
de leurs méfaits. Les séjours en prison ne sauraient rétablir
les facultés intellectuelles, en partie ou totalement abolies
par l'abus d'un poison ; le médecin seul peut espérer obtenir
un résultat, en joignant à l'abstinence prolongée l'administration d'un régime antidote et la rééducation des facultés
par l'exemple et le travail.

Les magistrats ne paraissent guère bien accueillir ces
théories. Ils se contentent de voir dans l'ivrogne un délin-
quant, et condamnent ; ils ne se demandent pas pourquoi la
prison ne corrige pas le buveur, ni pourquoi, tandis que la
récidive dans le vol, par exemple, n'est que d'environ 50
pour 100, elle se produit toujours chez l'ivrogne. C'est
seulement lorsqu'il est bien reconnu que le buveur boira
toujours et après une longue expérience, qu'ils se décident
à confier le cas à un médecin.

En 1898, comparaissait devant la huitième chambre correctionnelle du tribunal de la Seine un ancien huissier de
province déjà condamné quarante-deux fois pour outrages
aux agents et ivresse. Cet homme avait passé sa vie à récla-

mer de ses juges un examen médical, qui, invariablement, lui était refusé : « Je suis malade, disait-il chaque fois. Une force irrésistible me pousse à boire, et quand j'ai bu, je ne sais plus ce que je fais; j'insulte les agents, mais je les tuerais aussi bien. » Il obtint, à cette quarante-troisième comparution, l'examen médical du docteur Flory, qui conclut à l'irresponsabilité. Il fut acquitté. *(Arch. Neurol.* 1898.)

Ce fait prouve deux choses : d'abord que la justice met parfois bien longtemps à reconnaître un malade; ensuite que lorsqu'elle l'a reconnu, elle se borne à l'acquitter, ce qui n'est pas une solution. Si, après avoir admis l'irresponsabilité, elle envoie le buveur dans un asile d'aliénés, la solution n'est pas meilleure; nous avons montré que l'asile doit le relâcher presque aussi rapidement que la prison.

Le 25 octobre 1893, le jury du Finistère avait à juger un cultivateur nommé Le D..., qui, dans un accès de délire alcoolique, avait surpris ses deux enfants endormis, coupé la gorge à l'un d'eux et frappé l'autre de coups de couteau. Le 19 mars, Le D... avait déjà assommé un de ses voisins, et avait été condamné à cinq mois de prison. Reconnu irresponsable, il fut acquitté et interné dans un asile d'aliénés.

Il arrive souvent que le buveur, incarcéré pour un acte délictueux, présente à la prison un accès de délire alcoolique. Le médecin de la prison constate son état sur un certificat et l'individu est envoyé dans un asile d'aliénés. Que se passe-t-il alors ? Il se calme très vite, et au bout de quelques jours, le médecin de l'établissement se trouve en présence d'un personnage sans délire, récriminant contre sa séquestration, paresseux d'ailleurs, et parfois organisateur de révoltes, constituant un danger pour les aliénés qui l'entourent. En l'absence de phénomènes mentaux, il ne peut que demander sa sortie. Nous citerons un cas type.

OBSERVATION I (Personnelle)

N... (Victor), célibataire, 50 ans, originaire de l'Orne, entre à l'asile de Montauban le 14 juin 1897. Il vient de la maison d'arrêt de Castelsarrasin, où il avait été incarcéré pour vagabondage et vol. Après quelques jours de détention, il avait présenté à la prison des phénomènes de délire spécial : insomnies, agitation extrême, violences contre le matériel et les gardiens, visions d'animaux noirs, etc... Cet état avait motivé la décision du médecin tendant à l'internement dans un asile. A l'arrivée à l'asile, agitation perpétuelle, hallucinations de la vue ; N... voit des rats, des chiens qui lui montent le long des jambes, menace de frapper son entourage, est grossier envers le médecin qui l'interroge, refuse de donner des renseignements ; on est obligé de le mettre en cellule. Cet état persiste deux jours et résiste à l'administration des hypnotiques ordinaires.

Le troisième jour, N... est calme, se laisse interroger, raconte son histoire ; il est vagabond, fait un peu tous les métiers ; dès qu'il a gagné quelque argent, il le dépense dans les auberges de la route, en boissons alcooliques ; ne s'enivre presque jamais, boit parce qu'il aime l'alcool. Présente depuis longtemps des phénomènes d'alcoolisme : inappétence, vomissements, pyrosis, tremblement. Il avoue avoir eu d'autres accès de délire ; nous apprenons ainsi qu'il a une quinzaine de condamnations pour vols, voies de faits, vagabondage. Chaque fois qu'il a été incarcéré s'est déclarée une crise de délire ; il a, de cette façon, été interné dans douze asiles, sortant chaque fois de prison. Chaque fois, il a été élargi après un court séjour. Il ne manifeste aucun repentir, trouve tout naturel de commettre un délit lorsqu'il n'a plus de quoi vivre ; il passe ainsi la mauvaise saison à l'abri des intem-

péries. Il s'avoue d'ailleurs incapable de s'abstenir de boire lorsqu'il est livré à lui-même.

On le garde onze mois à l'asile, pour essayer d'obtenir une
amélioration, mais il est nécessairement soumis au régime commun. Au bout de ce temps, sur ses demandes réitérées et ses
promesses de ne plus boire, on le laisse sortir avec une feuille de
route, lui permettant d'aller dans un pays où il trouvera du travail. Deux mois après, on apprend, par une demande de renseignements du procureur de la République, qu'il a de nouveau été
incarcéré pour ivresse et vagabondage.

Cette observation n'est pas celle d'un cas particulier ;
c'est l'histoire la plus ordinaire de la plupart des alcooliques
envoyés dans les asiles d'aliénés. Il ne saurait en être autrement : le médecin d'asile accomplit simplement son devoir
en rendant la liberté au buveur guéri de ses accès délirants;
il ne saurait d'ailleurs le garder sans préjudice pour les
autres aliénés.

Ce buveur rendu si vite à son milieu sans traitement
sérieux préalable, sans surveillance, récidive toujours. Il est
le vagabond des grands chemins, l'ouvrier sans travail parce
que ses patrons ne veulent pas employer un ivrogne, le tri-
mardeur qui vit de rapines et dépense au cabaret le produit
de ses rares moments de travail ou de ses vols, le héros de
ces crimes à détails odieux qui s'étalent de temps à autre
dans les faits divers des journaux. C'est l'individu devant
qui tremble la société, celui qu'elle écarte comme une bête
nuisible et à qui elle ferme toutes les voies pour revenir au
bien. C'est celui que nous considérons, nous médecins,
comme un malade relevant d'une thérapeutique spéciale,
et curable.

Le buveur n'est pas toujours le repris de justice dont

nous venons de parler. Il est parfois un honnête ouvrier, un père de famille qui jusque-là travaillait régulièrement pour vivre, mais s'adonnait à la boisson ; le délire s'est installé progressivement, jusqu'au jour où pour une cause futile, souvent sans aucune raison, à la suite d'une hallucination, le buveur s'est livré à des actes nuisibles. On n'aurait jamais songé, tant qu'il ne se livrait à aucune voie de fait, à l'interner dans un asile ; la justice n'avait pas à s'occuper de lui, on laissait évoluer son délire ; puis, subitement, un scandale éclate, et on l'envoie aux médecins aliénistes... pour quelques jours.

Nous donnons l'observation suivante, due à l'obligeance de M. le professeur Rémond et recueillie par M. Lagriffe, interne du service :

OBSERVATION II

C... (Arthémond), 59 ans, originaire de l'Aveyron, représentant de commerce, entre à la clinique d'observation, le 18 janvier 1899, sur un certificat de M. le docteur Améric. A la nuit tombante, il avait tiré des coups de revolver dans le corridor de son appartement. Interrogé sur les raisons de cette démonstration, il répond qu'il voulait effrayer son fils et sa femme, qui étaient couchés ensemble. Son fils étant d'ailleurs venu à la clinique quelques heures après son entrée, pour prendre possession des clefs de l'appartement que le malade avait emportées, il se retourne dès qu'il l'aperçoit, ne voulant le voir à aucun prix. Comme nous remettions l'argent et les clefs à son fils, il nous dit : « Vous avez eu tort de faire cela ; vous auriez dû remettre ces objets à mon fils moins qu'à tout autre. » C... est le représentant d'une grosse maison de librairie, il passe une partie de l'année en voyages (de mai à octobre). C'est à ce moment qu'il satisfait

largement les besoins d'intempérance qui datent de son service
militaire en Afrique. La boisson préférée est l'absinthe. Il n'a
jamais présenté, depuis qu'il est marié du moins, de phénomènes
d'ivresse, mais il buvait d'une façon constante et régulière, surtout pendant ses voyages. En 1896, et d'après les maigres renseignements fournis par son fils, le malade eut un ictus : congestion
cérébrale, avec phénomènes paraplégiques (insensibilité et froi-
deur des membres inférieurs et de la partie inférieure du corps,
jusqu'à la ceinture) ; resta alité trois semaines. Depuis cette
époque, la sensibilité à l'alcool a augmenté et, comptant sur son
ancienne capacité, le malade dépasse souvent la dose : aujour-
d'hui, deux absinthes suffisent pour produire des réactions anor-
males. L'aptitude au travail a aussi diminué, et l'un de ses fils a
dû prendre une part de son labeur. Depuis un an, le chiffre de ses
affaires a considérablement baissé. Le caractère a subi aussi des
modifications profondes ; autrefois gai et égal, le sujet est devenu
sombre et irritable, à tel point que sa famille s'en rend compte ;
les sentiments affectifs sont pervertis, nous avons vu qu'il a de
l'aversion pour son fils, mais cette déviation de l'affectivité est
imputable à des hallucinations, qui lui ont fait croire à un commerce incestueux entre sa femme et son fils ; violent pour sa
famille, il se met dans des colères terribles et brise tout dans son
appartement. C'est après avoir pris deux absinthes, le 16 janvier,
et deux autres le 17, que, lorsque la nuit fut venue, il tira des
coups de revolver pour les raisons indiquées plus haut.

Après son entrée à la clinique, aucun phénomène particulier ;
appétit conservé, sommeil bon sans cauchemar ; le malade ne
s'occupe pas dans la journée.

C... aurait déjà présenté, il y a deux ans, des hallucinations de l'ouïe. Il croit qu'on a imaginé des machines électriques
du système Edison, pour arriver à voir à travers les murs tout ce
qui se passe chez lui ; pendant la nuit, ses ennemis de l'étage supérieur lui disent des injures à travers le plafond, et pendant le jour,
on lui fait parvenir des propos désagréables par des projections
électriques ; menace et bat sa femme, qui soutient, dit-il, ses
adversaires.

C... est un homme bien constitué, qui, sous l'influence de l'alcool, devient violent. Il a eu des hallucinations visuelles; il s'est nourri de l'idée que sa femme et son fils avaient des relations incestueuses, et c'est pour les effrayer qu'il a tiré des coups de révolver (chargé à blanc, dit-il, mais qui était bel et bien chargé à balles). Cette idée persiste avec netteté; il n'en veut pas trop à sa femme qu'il voit avec plaisir le jeudi et le dimanche, mais il a voué une grande haine à son fils, qu'il ne veut même pas voir. L'an dernier, comme sa capacité pour le travail avait diminué, il avait pris son fils pour l'aider, le travail fut fort bien fait, mais il ne voulut plus que son fils l'aidât et cacha ses papiers.

En somme, il y a de la perte de la mémoire et de la capacité intellectuelle, des hallucinations de la vue qui sont devenues obsédantes; il en parle comme de choses évidentes, avec un petit sourire moqueur à l'adresse des incrédules. Comme sa maison a décidé de ne plus avoir recours à lui et a confié le travail à son fils, sa famille voudrait le voir se retirer à la campagne, afin d'éviter le retour d'incartades. Il refuse de se prêter à cette combinaison. Mais comme on lui a fait sentir qu'il n'avait que le choix entre cette retraite à la campagne et l'asile d'aliénés, il dit subitement, le 24 février, qu'il veut aller à la campagne. Cette décision subite ne paraît être qu'une feinte pour sortir et se trouver libre.

Cette observation nous montre d'abord ce que nous avions énoncé, combien certains alcooliques qui ne s'enivrent jamais peuvent devenir dangereux du jour au lendemain, sous l'influence de leurs hallucinations obsédantes; ensuite, que ces obsessions persistent longtemps et nécessiteraient un long séjour de l'individu dans un milieu approprié. Si nous prenons le cas de C..., il est fort probable que ce buveur, sorti nécessairement de la clinique, et rendu à la liberté, avant la disparition des phénomènes morbides, se remettra à boire; les hallucinations prendront une forme plus accentuée et il cherchera à se venger de ses ennemis imaginaires de la même façon illégale que la première fois ; s'il n'est pas très surveillé, il y parviendra et il y aura peut-être cette fois à déplorer un crime.

L'observation suivante est un cas analogue, avec délire mystique.

OBSERVATION III

(De la Clinique d'observations des maladies mentales.)

N... (Antoine) 45 ans, originaire de l'Alsace, contremaître filateur, entre à la Clinique le 23 décembre 1898. Il vient d'un service de médecine de l'Hôtel-Dieu, où son médecin, soupçonnant un début de paralysie générale, l'avait envoyé, en prétextant une cardiopathie. A son arrivée à l'Hôtel-Dieu, il s'était donné comme le délégué du pape, puis comme le pape lui-même. Dans le service, il donnait sa bénédiction à tout le monde et passait ses nuits, debout sur un journal déployé, à envoyer des bénédictions dans tous les sens.

Interrogatoire du 23 décembre : « Qu'est-ce que vous avez fait hier ? — Hier, je suis entré dans des salles. — Quelles salles ? — Des salles où il y avait des hommes. — Qu'est-ce que vous avez fait là ? — J'ai donné ma bénédiction. — Mais, vous n'avez pas qualité pour cela ? — Dieu m'a délégué ses pouvoirs. — Y a-t-il longtemps ? — Il y a deux mois. — Vous est-il apparu ? l'avez-vous vu ? — Non, il m'a fait donner pouvoir. — Par qui ? — Je ne sais pas. — Êtes-vous riche ? — Non, je suis contremaître et ne possède que ce que peut avoir un ouvrier. — Êtes-vous marié ? — Oui. — Où est votre femme ? — Elle est morte. Elle se conduisait mal. L'homme qui était avec elle est venu dans la salle voisine de celle où je me trouvais, elle est venue aussi. — Est-elle morte à l'hôpital ? — Non. — Où est-elle morte alors ? — Elle n'est pas morte. — Mais vous disiez tout-à-l'heure qu'elle était morte ? — Oh ! je ne sais pas, elle est morte, enfin. » Et il cligne des yeux comme un homme auquel il suffit de se comprendre lui-même. Sur notre demande, il écrit les dates de son arrivée à l'Hôtel-Dieu et à la Grave ; les dates sont exactes et il s'informe auprès de nous s'il ne s'est pas trompé. — Le 26 décembre, lettre à un de ses amis, avec des détails religieux, qu'il signe Saint-Antoine N... et termine en disant : « J'ai fait, l'autre semaine, un miracle assez réussi à l'Hôtel-Dieu. » Le 27 décembre : « Vous avez fait un miracle à l'Hôtel-Dieu ? — Oh ! c'était un rêve. » Et il raconte ce rêve sur un mémoire.

Les jours suivants, il continue à être calme, ne participe pas au délire des paralytiques généraux, ses voisins ; passe ses journées à écrire ses malheurs conjugaux. Il accuse sa femme d'adultère. Celle-ci nous raconte que lorsqu'il était en Alsace, il était très religieux, ne l'était plus en France, le devint de nouveau en août dernier. A toujours beaucoup bu, surtout ces derniers temps, ne buvait que du vin ; se contentait de payer pain, vin et loyer et buvait le reste de sa paye avec ses amis, de telle sorte que sa femme et ses enfants étaient obligés de travailler beaucoup pour se suffire. Il commença à accuser sa nièce d'adultère, puis, en août, sa femme qui, disait-il, le trompait avec un homme de ses amis, lequel venait souvent chez lui depuis longtemps. Il se levait fréquemment la nuit, étant très certainement sujet à des hallucinations et visitait toutes les chambres.

En somme, depuis le mois d'août : excès alcooliques plus marqués ; hallucinations qui contribuaient à faire accuser sa femme ; exagération des sentiments religieux ; perte de l'affectivité ; sous l'influence de ses hallucinations de plus en plus obsédantes, devient très violent envers les siens, surtout sa femme, qu'il s'imagine à tort le tromper ; un jour, il la frappe brutalement et passe pour ce fait en correctionnelle. Il n'en a manifesté jamais aucun repentir.

Le 17 janvier, après 35 jours de séjour à la clinique, il écrit à son patron et lui promet de se réconcilier avec sa femme ; mais il ajoute qu'il ne lui pardonnera jamais ; il demande qu'on lui donne sa paye ainsi que celle de sa femme.

Le 1er février, il est mis en liberté avec un certificat établissant son irresponsabilité.

Si nous éliminons, chez le sujet de cette observation, le diagnostic de paralysie générale, qui, en l'absence de la plupart des signes physiques, est peu problable, nous nous trouvons en présence d'un alcoolique avec le délire classique de jalousie, délire qu'il a bâti en entier sur des présomptions hallucinatoires ; il ne se rend pas compte de l'effet nuisible de ses abus de vin, a perdu progressivement les sentiments affectifs, et le sens moral ; il en est vite arrivé à se livrer aux dernières violences envers sa femme, qu'il aurait tuée, si on n'avait pris des mesures à temps. Nous voyons, en outre, que, soumis au régime de la clinique, il semble avoir recouvré une partie de ses sentiments affectifs, puisqu'il consent à se réconcilier avec sa femme ; il laisse même entendre avant de sortir qu'il veut vivre en bonne intelligence avec elle. Il est certain qu'il ne tiendra pas parole, mais il semble légitime de supposer que, soumis à ce régime pendant un temps beaucoup plus long, dans un milieu spécial, il aurait fini par perdre absolument le goût de l'alcool, en se rendant de mieux en mieux compte qu'il lui était redevable de tous ses malheurs.

Cet espoir, que le buveur le plus tenace peut guérir en perdant le goût de la boisson, n'est pas illusoire. Nous avons, à ce sujet, donné une idée des statistiques recueillies à l'étranger ; nous y reviendrons plus loin ; mais parfois le temps nécessaire à la guérison est beaucoup moins long qu'on ne le croit. Il nous a été donné, dans la clinique de M. le Professeur Rémond, d'en observer un exemple, que nous citons :

OBSERVATION IV

(De la Clinique d'observation des maladies mentales).

B... (Antoine), 49 ans, camionneur, originaire de Toulouse, est amené à la Clinique d'observation le 4 novembre 1898, à 10 heures et demie du soir, par les soins de la police.

Voici les renseignements qui nous ont été fournis : le malade avait eu récemment des difficultés avec sa femme. Le 4 novembre, à neuf heures du soir, il se présente seul à la Permanence de police du Capitole, où il prétend qu'on lui avait fait dire de venir, et là, dans un état d'agitation considérable, il raconte une histoire de télégraphe, que les agents de police sont dans l'impossibilité de nous rapporter. Cela fait, il jette brusquement sa casquette, en disant : « Il faut que je parte », et il veut aller au télégraphe régler sa situation. Les agents se rendirent compte du caractère anormal de ses gestes et de ses paroles et tentèrent inutilement, par la persuasion, d'empêcher l'exécution de ses projets. Ils crurent alors à la nécessité d'employer la force, et c'est ligotté et camisolé qu'il arrive en voiture à la Clinique.

Nous nous trouvons en présence d'un homme de forte corpulence, congestionné, luttant contre les liens qui l'enserrent, disant qu'il n'a jamais rien fait, et à la sœur : « Je me souviendrai de vous, la demoiselle », demandant qu'on lui enlève la camisole de force. Une fois dans son lit, il lutte encore contre la camisole, nous semble plus calme, sentant qu'il y a moins de monde. Malgré une potion avec dix gouttes de laudanum, que nous lui avons fait prendre par surprise, la nuit est fort agitée jusqu'à cinq heures du matin, avec émission d'urines et de matières fécales. Le lendemain il se croit dans un couvent et très malade, croit qu'une charrette lui a passé sur le bras; la main droite et le bras sont couverts d'ecchymoses dues aux violences de la veille. Les conceptions délirantes sont changeantes et contradictoires; il a eu des hallucinations de la vue pendant la nuit : il a vu sa femme et quatre hommes qui lui en voulaient. Il demande de l'eau et refuse le bouillon sous prétexte que dans les couvents les sœurs n'en font que pour elles.

Antécédents. — Père alcoolique, mort cardiaque à soixante-un ans, mère asthmatique.

Il y a dix-huit ans, à la suite de la mort de ses parents, il éprouve beaucoup de chagrin ; depuis, il se plaint de maux de tête. Cependant, il avait toujours été sobre, lorsque, il y a neuf ans, il se mit à boire plus que de raison. Il y a un an, il eut de gros ennuis à la suite de discussions d'intérêts avec son frère et depuis cette époque il se grise journellement. La fille du malade rapporte nettement ces discussions et les ennuis qu'elles provoquèrent à cette recrudescence d'alcoolisme Depuis trois ans, il a eu une dizaine d'attaques d'épilepsie jaksonienne, avec auras. Le 30 octobre, le 31 et le 1er no-. vembre, il rentre ivre chez lui ; le 3, il rentre de nouveau ivre et pendant le souper se fait remarquer par sa loquacité, ses propos incohérents et bizarres, disant par exemple devant sa femme qu'il allait se remarier. Couché il est victime de certaines hallucinations, prétend qu'il y a une musique dans son lit, qu'on lui jette du plâtre. A quatre heures du matin, il se met à battre sa femme, qui le met à la porte. A neuf heures, il voit son gendre, à qui il raconte que pendant la nuit on l'a jeté à l'eau. A cinq heures, il essaie inutilement de rentrer chez lui, en disant : « Il faut déménager, je vais plus loin » ; enfin, à six heures, il va de nouveau trouver son gendre, auquel il raconte qu'il vient de recevoir une dépêche dans laquelle on lui annonce qu'il a assassiné un homme. Il avait l'air égaré, faisait des mouvements désordonnés. Il est allé deux fois au Capitole ; la première fois, on l'a renvoyé, la deuxième on l'a « passé à tabac ».

Le 6 novembre nuit bonne, se rappelle le passé jusqu'au 1er novembre seulement. Néanmoins, il commence à se rappeler qu'il a fait des bêtises ; il les attribue à ses attaques, se croit en prison ; il nie avoir reçu la dépêche dont il avait parlé à son gendre. Le 11 novembre, au moment du repas, l'infirmier lui présente du bouillon et ne reçoit aucune réponse ; nous nous rendons auprès du malade. A nos questions, il répond : « c'est à lui à donner des cartes » et nous constatons qu'il se masturbe ; il s'était déjà livré à cet acte au poste de police ; il se masturbait publiquement en prononçant un nom de femme. Cinq minutes après, tout rentre dans l'ordre, les réponses sont correctes et normales, le malade ne se rappelle pas ce qui s'est passé. Le 21 novembre, un ictus ; chute sur le côté gauche ; la sœur dit avoir remarqué que la main droite s'agitait comme s'il cherchait quelque chose dans sa poche ; il est plutôt vraisemblable qu'il cherchait à se masturber. Deux autres ictus le 22 novembre. Rendu à sa famille le 5 décembre, avec un traitement bromuré et de sérieuses recommandations au sujet de ses habitudes alcooliques.

Ce malade est revenu à la consultation le 23 décembre, son traitement bromuré étant épuisé ; il dit n'avoir fait encore aucun usage d'alcool. A l'heure actuelle, il y a sept mois qu'il est sorti de la clinique, nous avons acquis la certitude qu'il n'avait pas bu.

Il serait peut-être téméraire d'appeler cela une guérison ; on pourrait toujours nous objecter que la période d'observation n'a pas été assez longue. Il n'en est pas moins vrai que, moyennant quarante jours de traitement rationnel par l'isolement et l'abstinence absolue, dans un milieu spécial, il a été obtenu ce très beau résultat : qu'un alcoolique invétéré, aimant l'alcool et s'enivrant régulièrement, a présenté, livré à lui-même, une abstinence complète de sept mois qui paraît devoir se continuer. Il est important d'ajouter que le malade est intelligent, se rend compte de sa situation, et qu'il est puissamment secondé par une famille intelligente et qui s'occupe beaucoup de lui.

Observons-nous de semblables résultats par le séjour dans les asiles d'aliénés ? Non. Que les buveurs y séjournent longtemps ou seulement quelques jours, la récidive est la règle ; nous n'avons, en ce qui nous concerne, jamais observé de guérison. L'observation I nous montre un buveur dangereux, interné treize fois et récidivant encore après onze mois consécutifs de séjour à l'asile ; nous pourrions multiplier les exemples de ce genre.

L'asile d'aliénés a une organisation absolument incompatible avec le traitement des buveurs ; on ne saurait y faire observer qu'une abstinence incomplète, le buveur étant mêlé aux aliénés et aux gardiens, qui boivent du vin. Les jours de fête y sont célébrés avec du vin et de l'eau-de-vie : le travail y est récompensé par du vin ; l'introduction clandestine de l'alcool s'y fait avec une facilité surprenante, le contrôle ne pouvant être fait efficacement. De plus, le buveur, sachant qu'aucune loi ne permet de le retenir après guérison de son délire, n'envisage avec aucune crainte un séjour à l'asile, qu'il sait temporaire ; dès sa sortie, il recommence à s'intoxiquer, prenant comme une simple punition et non comme une cure son stage à l'asile ; nous en avons connu un certain nombre qui envisageaient l'asile des aliénés comme une prison infiniment plus agréable que la maison d'arrêt.

Cette façon d'envisager la séquestration à l'asile d'aliénés est commune chez les prostituées alcooliques. De cette classe fait partie un nombre considérable de filles soumises ou non au contrôle de la police, bonnes de brasseries ou servantes d'auberges borgnes, dont la profession est de « pousser à la consommation » le client. Un usage criminel leur donne une participation directe aux bénéfices du patron, par une remise proportionnelle au nombre de consommations qu'elles ont fait débiter : il en est qui arrivent ainsi à réaliser des économies assez considérables, on songe au prix de quels désordres physiques. Or, cet usage étant interdit par la loi, les prostituées que la police prend en flagrant délit se voient dresser un procès-verbal ; ne pouvant en payer les frais, ou préférant ne pas les payer, elles sont envoyées en prison ; là, soit par suite de la suppression brusque de leurs doses considérables d'alcool, soit à cause de l'internement, il n'est pas rare qu'une crise de délire alcoolique se déclare ; on les envoie à l'asile d'aliénés. Nous citerons un exemple :

OBSERVATION V (personnelle.)

L... (Anna) 32 ans, bonne d'auberge, originaire de Montauban, entre à l'Asile de cette ville le 14 janvier 1899, venant de la maison d'arrêt. C'est sa seconde entrée à l'asile ; elle y fit un séjour d'un mois et demi en 1893.

Antécédents héréditaires : père mort mélancolique ; mère nerveuse, de mauvais caractère, battant ses enfants, morte à 55 ans d'une rupture d'anévrysme.

Antécédents personnels : maladie vénérienne indéterminée il y a douze ans. Typhoïde à vingt ans ; très mal réglée, a des périodes de trois à cinq mois sans règles.

Partie à dix-neuf ans de chez elle, elle « court le monde » pendant trois ans ; cette course lui procure tout de suite une inscription sur les registres de la police des mœurs, puis un séjour au dispensaire pour une maladie vénérienne dont elle ne peut dire la nature, mais qui ne paraît pas avoir été la syphilis. Se place à vingt-deux ans comme servante dans une auberge où elle est obligée de consommer avec tous les clients ; elle absorbe ainsi sept ou huit verres d'amer Picon par jour et trois ou quatre absinthes, de la chartreuse, du cognac, de la bière. Elle présente rapidement quelques symptômes d'alcoolisme (pyrosis, amaigrissement, inappétence) ; elle prétend bien supporter toutes ces liqueurs parce qu'elle ne s'enivrait jamais. Au bout d'un an elle sort de l'auberge, passe deux ans et demi avec un amant ; là elle se repose un peu de ses excès et se porte mieux. Se replace comme bonne de café et recommence ses excès obligatoires, y reste neuf mois, change d'auberge; à cette époque, le sommeil commence à devenir agité, puis impossible, les vomissements du matin sont plus fréquents ; zoopsies pendant le sommeil. Elle revient à Montauban où le délire augmente; la nuit, elle se lève pour aller frapper aux volets des voisins, se fait arrêter de cette façon, puis expédier à l'asile avec un accès de délire alcoolique; elle y reste un mois et demi et sort guérie. Huit jours après, pour mettre à profit les bons conseils du médecin de l'asile, elle est de nouveau dans un café, y reste cinq mois, change plusieurs fois d'établissement pour éviter la police ; entre toutes ces stations, elle fait des séjours répétés à la prison pour des contraventions à la police des mœurs. Pendant un de ces derniers séjours, le délire reparaît plus intense que la première fois ; une nuit, elle se met à tout briser dans sa cellule, en proie à des hallucinations terrifiantes, menace et frappe les gardiens, qui sont bientôt incapables de la maintenir. Le lendemain, on la conduit à l'asile. Très surexcitée à son entrée, elle accuse des hallucinations, des illusions sensorielles; nous dit que sa peau est décollée, qu'elle est rongée par des rats noirs, elle cherche à briser les carreaux, à frapper. Mise en cellule, elle reste deux jours dans le même état d'agitation extrême. Le troisième jour, elle est calme et nous raconte son histoire, demande à travailler, se rend compte de son état antérieur et du danger pour elle de continuer ses habitudes. On la garde ainsi deux mois et demi, puis elle sort, avec la ferme résolution de s'occuper à un travail moins dangereux.

Il est bien certain qu'une récidive ne tardera pas à se produire; d'abord, parce que les filles de cette condition n'ont d'autre gagne-pain que la prostitution et l'auberge, les métiers honnêtes leur étant fermés à cause de leurs antécédents; ensuite, parce que le séjour à l'Asile n'a pu être assez prolongé pour transformer les habitudes de la malade, et que, même avec un séjour prolongé, l'entourage d'aliénés aurait empêché cette transformation.

Dans les cas de ce genre, l'asile spécial aurait un double

avantage : d'abord, la guérison probable ; ensuite, l'amélioration de la condition sociale du buveur, chassé par ses
antécédents de toutes les carrières honnêtes. A ce point de
vue, sans doute, il y aurait beaucoup à créer, et c'est ici
que pourraient jouer un rôle utile les Sociétés de tempérance. Le buveur sortira guéri de l'Asile, mais nous sommes
convaincus que s'il ne trouve pas de guides sûrs et de conseils utiles, il sera fatalement destiné à récidiver. Or, les
familles des buveurs, qui ont eu à souffrir de leurs méfaits,
se soucient rarement de reprendre ceux qu'elles considèrent
comme des êtres perdus ; si elles les reprennent, ce n'est
qu'avec un sentiment de défiance, qu'elles ne leur cachent
pas ; de sorte que le malade à une double difficulté à vain-
cre : la répugnance de la société et l'incurie de sa famille,
méfiante par suite de la non confiance en la guérison. Nous
croyons que pour ceux-ci aussi bien que pour ceux qui
n'ont plus de famille, les Sociétés pourraient beaucoup : elles ne sauraient guérir, elles peuvent maintenir la
guérison.

L'observation suivante montrera combien cette question
de l'avenir du buveur guéri est importante et combien est
peu favorable au maintien de cette guérison l'accueil qui lui
est réservé dans sa famille.

OBSERVATION VI (Personnelle)

X..., 25 ans, originaire du Tarn-et-Garonne, maréchal-ferrant,
entre à l'Asile de Montauban le 5 décembre 1898.

Il est fils d'une mère nerveuse, morte d'une attaque d'apoplexie ;
il a une sœur hystérique ; rien de particulier dans ses antécédents
personnels. Il commence à boire à 16 ans, au sortir du collège ;

maréchal-ferrant, il buvait à ce moment deux ou trois absinthes par jour ; cela a duré jusqu'au régiment, sans symptômes d'intoxication. S'engage à 20 ans dans un régiment de hussards pour quatre ans ; au bout de six mois, commence à découcher pour aller au café et voir des femmes ; se fait infliger de cette façon 242 jours de prison ; est envoyé aux compagnies de discipline où il reste sept mois ; rentre dans un autre régiment de hussards où il a une conduite exemplaire jusqu'à sa libération. Sorti du régiment, recommence à boire de plus belle, surtout de l'absinthe et de l'eau-de-vie. Au bout de six à sept mois de cette existence, sa famille s'aperçoit qu'il devenait violent, s'emportait à la moindre observation ; il en arrive même à des extrémités envers ses parents, menace son père, sa sœur, etc. Il devient impossible de le faire travailler ; un jour, dans un moment de colère, il casse deux portes, veut envoyer la lampe à la tête de sa sœur. A la suite de ces faits, sa famille ne pouvant en venir à bout et redoutant des accès plus graves, le fait interner. — A l'asile, il se calme très rapidement, en huit jours ; il reconnaît que les abus d'alcool ont été la cause de sa maladie ; s'occupe, est docile, promet de se corriger. Les facultés sont intactes, la mémoire très fidèle, il est seulement un peu exalté. Au bout de deux mois, sa sœur demande à le reprendre, mais elle ajoute que ni son père, ni son frère ne veulent plus s'en charger, n'ayant pas confiance en ses promesses. Pour s'en débarrasser, ils désirent le faire engager dans la légion étrangère. Il lui est observé que c'est le plus sûr moyen d'avoir une récidive rapide ; elle demande alors à réfléchir et au bout d'un mois, on vient le retirer pour le placer, comme maréchal-ferrant, chez un oncle qui exerce le métier.

Il est malheureusement probable que ce jeune homme, devenu un objet de répugnance pour sa famille, ne trouvera auprès d'elle ni affection, ni soutien, ni un entourage pouvant être préféré aux fréquentations du café ; malgré ses intentions formelles de ne plus boire, il sera fatalement de nouveau poussé vers le cabaret, lorsqu'il se verra toujours considéré par ses proches comme un individu dangereux. Dans un cas semblable, l'asile spécial aurait, en outre, offert l'avantage de ménager dans la famille les sentiments de répulsion qui s'attachent à l'idée de l'Asile d'aliénés. A sa sortie, le malade aurait pu être affilié à une Société de tempérance, comme cela se fait en Suisse, par exemple, société qui aurait veillé sur lui et lui aurait prodigué des secours et des conseils salutaires. Ces conseils, ces secours lui manqueront dans sa famille, qui s'attache seulement à lui témoigner son mépris; il récidivera.

L'observation suivante est celle d'un ivrogne type, un de ceux chez qui l'abus très prolongé des boissons alcooliques a provoqué un état d'obnubilation à peu près complète des facultés intellectuelles ; chez eux, la thérapeutique de l'asile spécial aurait beaucoup à faire, mais le plus souvent serait seulement palliative.

OBSERVATION VII

(De la Clinique d'observation des maladies mentales.)

B... (Charles), 48 ans, cordonnier, originaire de la Vendée, entre à la Clinique le 5 janvier 1899. Education assez développée. Etait bon ouvrier cordonnier, mais ne travaille plus depuis longtemps ; nombreux accès de délire alcoolique antérieurs ; placé une fois, il y a quelques années, à l'Asile de Braqueville. Excès alcooliques depuis longtemps ; a toujours beaucoup bu et se grise régulièrement ; nombreux excès onaniques ; se masturbe devant sa femme plusieurs fois par nuit. Depuis plusieurs jours ne travaille plus, invective les siens. Il se croit riche et ne veut plus travailler. Il passe d'un sujet de conversation à un autre sans s'en douter; toute logique est bannie de ce qu'il dit. Il a des rêves terrifiants, crie, se querelle avec des êtres imaginaires ; il y a quelques jours, a frappé sa femme, croyant se battre avec un marchand de journaux ; ces rêves se renouvellent à tout propos ; hier, sans motif, il a cassé tous les carreaux d'une porte ; le jour de l'entrée a adressé les plus grossières injures à une femme qu'il ne connaissait pas. Il crie la nuit, menace et frappe tous ceux qui l'entourent ; il se met nu devant sa fille ; invective tous les locataires de la maison. Il ne peut plus souffrir ses enfants, fait des propositions à sa domestique. Pour l'occuper et se débarrasser de lui, sa femme lui acheta jadis un magasin de cordonnerie ; mais il l'engagea peu à peu au Mont-de-Piété, de telle sorte qu'en très peu de temps, il ne lui resta plus rien, que des reconnaissances (du Mont-de-Piété). Ces ventes lui permettaient de satisfaire sa passion exagérée pour les alcools. Il est de moralité douteuse ; habite une maison occupée par des prostituées, et passe pour faire le métier de proxénète. Il accuse sa femme de mener une vie irrégulière, et d'avoir contracté la syphilis ; c'est pour cela qu'il se condamne à ne pas l'approcher et qu'il se masturbe devant elle pour se satisfaire. Chez lui, il est méchant, bat tout son monde ; on le lui rend bien d'ailleurs, et la béquille de son fils, atteint de paralysie infantile, sert à toutes les représailles.

Il ne se produit, durant son séjour à la Clinique, aucune modification ; il sort le 7 février 1899.

Sa descendance est intéressante ; il a eu sept enfants :

1o Garçon, 22 ans, paralysie infantile gauche ;
2o Fille, 20 ans, vive, coléreuse ;
3o Garçon, 17 ans, suspect de tuberculose ;
4o Garçon, mort à six ans et demi de méningite ;
5o Fausse couche ;
6o Fausse couche ;
7o Fausse couche.

Il n'est pas certain que le brillant état de cette descendance n'ait pas sa cause, dans la syphilis. Il n'en est pas moins vrai que si l'individu avait été séquestré et traité dès le début de son alcoolisme, on aurait évité la venue au monde de pareils rejetons.

Des observations que nous avons rapportées nous ne tirerons qu'une conclusion immédiate : c'est la nécessité de l'internement dans un asile spécial; nous avons pris un exemple dans chacune des diverses catégories de buveurs qu'il nous a été donné d'observer ; nous nous sommes efforcé de mettre en relief, à propos de chacune, les avantages du traitement spécial. Ces exemples sont pour nous de peu d'importance; nous admettons que tout buveur, au sens que nous avons donné à ce mot, c'est-à-dire tout alcoolique dangereux pour la société, est justiciable d'un asile où il sera traité seul. Nous ne croyons pas utile de faire des distinctions théoriques entre les diverses natures de délire alcoolique pour prouver la nécessité de la séquestration des délirants. Les résultats des établissements à l'étranger témoignent qu'on a obtenu de bons résultats dans toutes les catégories. Les formes physiques de l'intoxication alcoolique sont multiples, on peut ne considérer qu'une forme mentale avec des degrés divers, il semble que tous les degrés en sont relevables de la thérapeutique spéciale.

Ce point de vue curatif est le plus important à considérer, en se rappelant que les pays où existent des asiles pour buveurs obtiennent une moyenne de 30 à 40 pour cent de guérisons. De plus, la sécurité publique réclame une protection efficace contre le danger de la répression insuffisante de l'alcoolisme. Il serait aisé de prouver l'insuffisance de cette répression; nous avons cité le cas de ce buveur condamné 71 fois pour ivresse : c'était un marchand ambulant : nous trouverions bien d'autres exemples, et dans toutes les classes de la société. Nous en citerons un autre, à titre d'édifiante curiosité.

Le journal *Le Temps* publiait en 1896 le fait suivant : « A Ongar, dans le comté d'Essex, en Angleterre, il a été ouvert une enquête sur les causes de la mort de miss M..., âgée de 27 ans. Cette jeune fille, jolie, intelligente et bien élevée (?) a succombé à plus de dix années d'excès alcooliques. Et comme elle laisse près de deux millions de fortune on n'a pu soutenir qu'elle buvait pour échapper aux souffrances de la misère. Orpheline vers 16 ans et libre de son bien, elle commence de se livrer sans contrainte à l'ivrognerie. A 17 ans, sa dépense mensuelle en alcools et vins de champagne atteignait 1,000 francs, tandis qu'elle dépensait à peine 300 francs pour sa nourriture et son entretien. A 20 ans, elle avait comparu trente-cinq fois devant les Cours de police pour ivresse publique ou tapage dans la rue. A 21 ans, elle entrait pour la première fois dans un hôpital spécial et y séjournait cinq mois, elle reprenait aussitôt après ses habitudes. A 23 ans, elle célébrait par une fête sa centième condamnation pour ivresse. A 24 ans, un prêtre crut la sauver en la changeant de milieu et l'amena faire un voyage en Amérique. Les voyages forment la jeunesse : miss M... apprit à connaître un grand nombre de boissons inconnues en Europe et auxquelles elle prit tant de goût, que les magistrats de New-York lui octroyèrent une vingtaine de condamnations. Rentrée en Europe elle se mit à avaler de l'esprit de vin, de l'eau de Cologne, etc. Un matin, comme elle rentrait chez elle après avoir purgé sa deux cent cinquième condamnation (un mois de prison), elle s'enferma avec un certain nombre de bouteilles; sa domestique la trouva morte le lendemain. » (*Ann. méd. psych.*, juin 1897).

Il s'agit là, évidemment, d'un cas exceptionnel de dipsomanie, contre lequel la loi anglaise, bien que disposant
d'asiles pour buveurs, a été impuissante; la jeune fille dont
il s'agit n'a été, dans sa laborieuse carrière, internée que cinq
mois dans un de ces asiles, peut-être grâce à sa fortune. Nous
n'avons heureusement pas, en France, à mentionner de faits
de ce genre; aussi bien n'en avons-nous pas besoin pour
soutenir notre thèse; mais il est intéressant de voir combien
doit être étendue la limite des excès alcooliques.

Si, maintenant, nous pouvons poser en principes que les
buveurs sont des malades, que la répression légale actuelle
n'exerce aucune influence sur leurs habitudes, que l'on
obtient à l'étranger des résultats très satisfaisants par leur
internement dans un asile spécial et qu'il n'a encore rien été
tenté en France dans cette voie, il nous reste à exposer
l'idée que nous nous faisons d'un asile spécial et les conditions nécessaires à sa création. Ce sera l'objet du chapitre
suivant.

CHAPITRE VI

L'Asile pour Buveurs.

Si l'on veut se rendre compte de la véritable utilité de la création d'asiles pour buveurs, il faut partir de ce principe que ces établissements ne doivent pas être des dépôts d'incurables ; si on ne leur attribuait que ce rôle, il serait puéril de demander leur création ; si on se contentait de vouloir débarrasser la société de ses ivrognes, il suffirait d'obtenir leur séquestration perpétuelle dans des hôpitaux spécialement organisés ou dans quelques quartiers spéciaux d'asiles d'aliénés. Il n'y aurait, dans cette mesure, ni grande originalité, ni utili'é sérieuse.

L'asile pour buveurs, tel qu'il existe dans la plupart des pays civilisés, tel que nous voudrions le voir fonctionner en France, est un établissement *de traitement* ; c'est là son rôle essentiel, on ne doit pas le perdre de vue. Son organisation doit répondre aux nécessités de la cure des buveurs. Il importe, par suite, d'être d'abord fixé sur la nature de ce traitement, et nous en dirons quelques mots.

Le docteur Turner, qui a recueilli une moyenne de 62 pour cent de guérisons certaines, n'acceptait pas de malades pour moins d'un an ; il les soumettait à une abstinence absolue par un contrôle perpétuel, à une discipline militaire, ne les laissait sortir que très surveillés par des personnes de confiance et leur imposait le travail et des distractions, et c'est tout. Il a obtenu ainsi l'importante moyenne de guérisons que nous avons citée.

Le docteur Crothers, qui a obtenu 40 pour cent de guérisons observées pendant sept ou huit ans, a joint à ce traitement une notion importante, à savoir que l'ivrogne est un malade cérébral, un individu à système nerveux surmené et doit être traité comme tel ; ce traitement consiste, outre bien entendu l'abstinence, en un repos complet du système nerveux avec règlementation militaire de tout ce qui se fait à l'asile.

Le docteur Forel, à Ellikon, procède de la même façon.

Le traitement des buveurs est un, et se résume en l'abstinence complète et prolongée de toute boisson contenant de l'alcool. C'est là l'indication principale, on peut presque dire la seule ; l'asile doit être organisé de façon à permettre d'obtenir absolument cette abstinence.

L'abstinence complète et prolongée a deux avantages : elle laisse réposer l'organisme ; elle fait perdre le goût de l'alcool. Le premier avantage est évident ; quant au second, il a été discuté. On ne croit guère, surtout dans les milieux médicaux, que l'ivrogne puisse perdre le goût de sa boisson ; de là, le peu de confiance en l'idée de faire de cette abstinence un traitement. On répète, on affirme que le buveur sera toujours un buveur, que sitôt la surveillance absente ou en défaut, il se remettra à boire avec plus d'entrain qu'avant ; beaucoup de médecins sourient ironiquement devant les prétentions de guérir un alcoolique ; les moins incrédules traitent le projet d'utopie. Or, sur quels faits s'appuie-t-on pour nier la possibilité de cette cure ? Jamais, en France, l'abstinence rigoureuse n'a été mise en pratique ; celle que l'on fait observer dans les asiles d'aliénés n'est que partielle, puisque l'individu boit du vin aux repas, du rhum les jours de fête, etc. ; si on essaie de lui supprimer tout espèce d'alcool, il lui est si facile de s'en procurer, qu'on ne saurait songer à considérer comme sérieuse cette prohibition. Nous n'avons pas plus de confiance dans l'abstinence de la prison où, d'ailleurs, elle est imposée comme punition, et par là même rendue odieuse au sujet.

Par abstinence absolue, il faut entendre la suppression complète de toute boisson contenant de l'alcool ; suppression complète, c'est-à-dire, que pas une goutte d'alcool ne doit entrer dans l'asile, sous quelque forme ce que soit, même pour le personnel qui, par suite, est soumis au régime de l'eau.

On peut se rendre compte, *à priori*, des bienfaits de cette suppression. Le buveur boit par habitude ou par goût. Dans le premier cas, son traitement rentre dans la classe des cures des habitudes nuisibles, par la substitution d'habitudes contraires ; il n'y a pas d'autre moyen ; la durée seule du traitement varie. Le buveur qui ingurgite de l'alcool, non pour satisfaire un appétit ni un besoin, mais machinalement, sans calcul ni réflexion, se rend compte bien vite que ce breuvage n'est pas indispensable à la santé ; il constate qu'il continue très bien à vivre sans lui ; au bout d'un temps plus ou moins long et à mesure qu'il recouvre l'usage de ses facultés de contrôle, il en arrive à apprécier cette privation en s'apercevant que son état s'améliore ; il finit par contracter des habitudes contraires, plus fortes encore que les premières, et il boit de l'eau comme il buvait du vin.

Le résultat est moins facilement obtenu lorsqu'on a à

faire à ceux, fort nombreux, qui boivent par goût. Ici, on est en butte à un mauvais vouloir souvent invincible. L'ivrogne qui aime l'alcool se soumet difficilement à l'abstinence complète ; si on l'y oblige, il a hâte de se soustraire à cette obligation, pour retomber dans ses excès ; il souffre de ses privations, il cherche par tous les moyens à s'offrir le poison prohibé et il semble que cette appétence doit croître en raison directe de la longueur de l'abstinence. Il n'en est rien : les asiles où ce système de traitement est mis en pratique dans toute sa rigueur comptent des succès très certains parmi ce genre de buveurs ; des alcooliques très anciens, aimant l'alcool, et récriminant sans cesse contre les privations qu'on leur faisait subir, traités par l'abstinence complète chez le docteur Turner, ont vu se modifier complètement leurs goûts et ont pu, hors de l'asile, vivre de longues années sans absorber une goutte d'alcool. Le traitement est plus long, plus épineux, voilà tout. Le buveur par goût est comparable au fumeur de profession, qui s'avoue incapable d'abandonner sa pipe, mais qui, soumis de bon gré ou de force à la privation absolue de tabac, finit par en oublier le goût et le trouve exécrable si on lui en offre au bout de quelque temps.

Cependant le docteur Marandon de Montyel dit avoir vu constamment survenir des accidents chez les alcooliques, les premiers jours de la suppression de l'alcool. Ces accidents consistent en trois manifestations toujours associées : douleurs de tête, lassitude générale, sueurs profuses. Il n'aurait jamais observé ces phénomènes lorsqu'il n'imposait pas à ses malades l'abstinence totale, avant la création de son quartier spécial de Ville-Evrard.

En ce qui nous concerne, nous n'avons jamais vu surve-

nir d'accidents consécutifs à la suppression brusque de
l'alcool chez les buveurs.

Nous croyons donc pouvoir admettre sans réserves que
le traitement rationnel de l'alcoolisme, celui qui a donné
les résultats énoncés plus haut dans les mains des prati-
ciens étrangers, se réduit à une seule prescription : l'abstinence totale et prolongée de tout alcool.

À ce moyen précieux et capital, on a joint quelques
adjuvants. Le docteur Crothers, qui dirige l'asile spécial de
Hartford (Connecticut) insiste sur deux points : « L'observation minutieusement prise et consignée du buveur à
traiter, aux points de vue des antécédents personnels et
héréditaires ; c'est dans la pathogénie de l'ivrognerie surtout que l'on trouvera des indications précieuses, tant au
point de vue du pronostic que de la connaissance des
troubles organiques, dont relève surtout le dipsomane
paroxystique ; en instituant un traitement préventif de ces
troubles, on les empêche de se manifester, et par là on
supprime du même coup la manifestation dipsomaniaque. »
Le second point concerne le milieu dans lequel sont traités
les buveurs. L'ivrogne, dit le docteur Crothers, souffre d'une
profonde maladie du système nerveux, et en particulier du
cerveau, dont son ivrognerie n'est qu'un des symptômes. Il
a besoin, pour refaire ses nerfs et son organe cérébral, en-
doloris, d'un repos complet et d'un calme absolu, choses
impossibles à obtenir sans une discipline de fer. Partant, à
son avis, tout doit être réglé militairement et uniformé-
ment : sommeil, repas, exercices, distractions, travail,
hydrothérapie, et même médication, de manière à changer
complètement le genre de vie antérieur, à éviter toute cause
d'excitation ou d'irritation, et à calmer l'éréthisme nerveux,

tout en habituant l'organisme à une existence régulière.
(Marandon de Montyel, La cure des buveurs, in *Annales
Méd. Psych.*, décembre 1894).

Le premier point est trop évident pour qu'il soit utile de
le discuter : il revient à dire que l'ivrogne doit être considéré comme un malade ordinaire, en ne perdant pas de
vue que dans l'alcoolisme les notions pathogéniques ont
encore plus d'importance qu'ailleurs au point de vue du
traitement et du pronostic. Il n'est pas douteux que si des
asiles spéciaux étaient créés, les médecins s'intéresseraient
plus particulièrement à leurs clients, consacreraient leurs
efforts à l'étude des phénomènes mentaux de l'alcoolisme et
nous arriverions vite à acquérir des notions plus précises
sur leur pathogénie et leur cure. Ces études ne sont pas
réalisables dans les asiles d'aliénés.

Quant au régime de la discipline militaire, que réclame
le docteur Crothers, et qui a aussi été mis en pratique par
la plupart des directeurs d'asiles spéciaux, il nous semble
qu'on gagnerait à ne pas le pousser à l'extrême. S'il est
vrai que la vie mathématiquement réglée de l'asile est la
condition essentielle du traitement, si la nourriture, le
sommeil, les récréations, doivent être très exactement, très
sévèrement réglementées, pour habituer des organes sur-
menés à un exercice régulier et indispensable à leurs fonctions normales ; si, d'un autre côté, l'influence de cette vie
méthodique est considérable sur les fonctions nerveuses et
psychiques, en régularisant la circulation dans les centres
encéphaliques, il nous semble que certaines parties du traitement devraient être soumises à la seule initiative du
médecin : nous voulons parler du travail et de la médication proprement dite. Il nous semble que le travail appli-

qué au traitement des buveurs ne doit pas être imposé brutalement par une discipline militaire. Le buveur, malade cérébral, a besoin d'éduquer à nouveau ses facultés : ce n'est que progressivement et en graduant exactement le travail, c'est-à-dire l'exercice de ses facultés, selon leurs aptitudes actuelles et leur puissance, qu'on peut espérer les voir recouvrer leurs anciennes forces. Si l'on impose brusquement une fatigue disproportionnée à un organe cérébral malade, on obtient le surmenage, le dégoût et on va à l'encontre du but poursuivi. Les aptitudes varient nécessairement d'un individu à l'autre, selon le degré d'intoxication ; ce sont ces aptitudes qu'il serait bon de connaître exactement par une observation minutieuse, de façon à pouvoir les développer par un exercice rationnel ; le travail imposé, comme moyen adjuvant de traitement, nous semble, par suite, devoir être subordonné à une étude très complète et très longue du sujet; on ne saurait en obtenir un résultat qu'en le graduant aux aptitudes à mesure de leur extension ; c'est donc une affaire de patientes recherches et de tâtonnements; la réglementation militaire, à ce point de vue, serait justement l'inverse et aurait pour résultat de priver les médecins de cet adjuvant précieux, en rebutant les malades, qui le considéreraient comme une tâche pénible et insupportable.

Nous pouvons en dire autant de l'administration des médicaments, de quelle nature qu'ils soient; ce n'est pas en les imposant brutalement et à heures fixes que l'on peut voir les malades les supporter facilement et en comprendre l'utilité; on obtiendrait, nous semble-t-il, un meilleur résultat si l'on cherchait à les rendre agréables au malade, par la persuasion et l'habitude progressive. En ce qui concerne l'hydrothérapie par exemple, on peut espérer arriver, par une accoutumance savamment graduée, à la faire supporter facilement et même aimer des malades, et les voir en continuer d'eux-mêmes les pratiques, une fois sortis de l'Asile.

Est-ce à dire que le traitement des buveurs consiste surtout dans la persuasion et l'influence morale? Non; ce ne sont là que des adjuvants d'importance secondaire; le traitement fondamental, unique, de l'avis de tous ceux qui font autorité en la matière, consiste dans l'abstinence obligatoire et prolongée; il ne faut pas l'oublier. C'est le seul qui donne les résultats sérieux dont nous avons parlé, même entre les mains de certains établissements qui prétendent guérir l'alcoolisme par un traitement exclusivement religieux; il est des maisons, en Amérique notamment, qui donnent des moyennes de quatre-vingt-dix pour cent de guérisons de buveurs par la « lecture de la Bible ». Ces résultats de haute fantaisie, qu'il serait puéril de discuter, puisqu'ils ne reposent sur aucune statistique susceptible de contrôle, seraient-ils exacts, qu'ils devraient être attribués uniquement à l'abstinence forcée dont usent, sans l'avouer, ces établissements.

Pendant combien de temps l'abstinence doit-elle être imposée? Il n'y a qu'une règle : jusqu'au jour où elle pourra continuer à être mise en pratique sans qu'elle soit obligatoire, c'est-à-dire jusqu'à ce que le buveur s'y soumette de bon gré. Ce moment, cela va sans dire, ne saurait être précisé; une période d'épreuve de longue durée s'impose donc après le traitement. Cette période d'épreuve ne saurait avoir de valeur que dans un milieu où les occasions de boire sont fréquentes, par conséquent en dehors de l'asile. C'est ici le point réellement délicat : le buveur sorti de l'asile trouve

6

un chemin bordé de cabarets, des amis qui le raillent de son régime, une famille, quand il en a une, qui l'entoure de méfiance; lorsqu'il a soif, ce qu'il trouve de meilleur marché, ce qui le désaltère le mieux, c'est encore l'alcool. En revanche, rien ne l'affermira dans ses bonnes résolutions, il sera prédisposé à sombrer de nouveau. D'abord il faudrait lui trouver un milieu qui lui permît de persévérer dans l'abstinence; ensuite, lui fournir une boisson hygiénique, agréable, exempte d'alcool et à bas prix.

La première indication pourrait être remplie par deux institutions : les Sociétés de tempérance et l'Assistance publique. Dans certains pays, notamment en Suisse, en Amérique, le buveur sorti de l'asile et présumé guéri, est affilié à une Société de tempérance, qui se charge de le faire persévérer dans ses habitudes de l'asile, par des conseils, de bons exemples, des distractions hygiéniques et des secours en nature, et aussi de le surveiller à son insu, la réintégration à l'asile étant le châtiment de fautes nouvelles. Ces Sociétés fournissent au buveur sorti de l'asile toutes les facilités possibles pour se créer une situation honorable et des distractions saines; elles ont sur la famille l'avantage de ne témoigner au malade aucune méfiance; le buveur, déjà amélioré et résolu à rester sobre, placé dans un milieu d'honnêtes gens qui l'affermissent dans ses résolutions et le secourent de toutes manières, persévère presque toujours.

Quant à sa famille, qu'il avait dû abandonner pour l'asile, il nous semble que la seule solution consisterait à la placer sous la tutelle de l'Assistance publique, jusqu'au jour où le malade guéri serait jugé capable de la diriger de nouveau. N'agit-on pas ainsi envers les enfants? Lorsqu'une mère est incapable d'élever son enfant, l'Assistance se charge de lui

jusqu'au moment où il peut gagner sa vie. Le buveur ne
pourrait-il pas être considéré comme incapable de soutenir
sa famille qui serait de la même façon confiée à l'Assistance
publique? Et le jour où, après une longue épreuve, il serait
reconnu que le madale est redevenu capable de la diriger,
il serait toujours facile de la lui rendre. De cette façon, on
obtiendrait un double résultat : période de traitement plus
longue, aussi longue qu'on le voudrait, puisqu'on n'aurait
plus à se laisser émouvoir par les justes récriminations des
familles besogneuses ; ensuite, sécurité complète pour l'avenir de la famille et du buveur, l'un n'étant rendu à l'autre
qu'après maintien de la guérison.

La seconde indication à remplir pour faire persévérer le
buveur dans ses habitudes serait de lui trouver une boisson
hygiénique, exempte d'alcool, agréable et d'un prix modique.

Dans l'état actuel, ce qui coûte encore le moins cher,
ce qui désaltère le mieux, ce qui est le plus agréable, c'est
l'alcool. Tant que les malades restent à l'asile, il est aisé de
leur fournir à boire sans leur donner d'alcool. M. Marandon
de Montyel leur donne de la gentiane et du thé. Mais ce
sont là des boissons qui coûtent cher et veulent être con-
sommées en assez grande quantité. Lorsque le buveur sera
sorti et qu'il aura le choix entre une tasse de thé, souvent
peu agréable à prendre, désaltérant faiblement, coûtant
trente centimes, et un petit verre d'eau-de-vie aromatisé,
désaltérant et coûtant dix centimes, il nous semble que son
choix ne sera pas douteux ; s'il prend la première fois la
tasse de thé, il est fort probable qu'il hésitera la seconde,
et prendra le verre d'eau-de-vie, la troisième.

Il serait nécessaire de chercher une boisson désaltérante,

agréable et surtout coûtant moins cher que l'alcool ; elle est à trouver, mais il n'est pas douteux qu'on y parviendrait bien vite si, par exemple, on instituait dans ce but un concours entre industriels.

Nous avons dit que la durée de l'internement ne saurait être fixée, mais se prolonger jusqu'au jour où il est à peu près certain que le malade continuera tout seul à être abstinent. Dans tous les cas, de l'avis des spécialistes étrangers, la durée *minima* du traitement doit être évaluée de six mois à un an ; une durée de moins de un an est très exceptionnellement suffisante ; le docteur Turner exigeait un an et s'en trouvait bien. Il faut remarquer que la durée de ce premier traitement a une grande importance ; il a été constaté, en effet, que si la première cure n'amène pas une guérison définitive, les cures suivantes n'ont aucun effet ; les médecins d'asiles spéciaux sont tous d'accord sur ce point. Il est donc de la plus haute importance d'exiger un très long séjour pour la première fois ; une année serait un minimum.

Ce minimum d'une année pourrait être schématiquement divisé ainsi : Quatre mois de réclusion absolue dans un quartier, pendant lesquels on mettrait en œuvre très régulièrement certaines médications : hydrothérapie, régime lacté, suggestion, etc. Après ces quatre mois, on ferait passer le buveur dans un autre quartier, où un travail lui serait imposé selon ses facultés et ses aptitudes ; ce travail serait gradué très exactement et s'accompagnerait de certaines distractions ; une certaine liberté serait accordée aux malades, qu'on enverrait, par exemple, sous une surveillance de plus en plus déguisée, d'abord dans les services généraux où il n'y a pas d'alcool, puis au dehors en promenade. Ce premier temps d'épreuve durerait trois mois ; après quoi, ceux qui se seraient bien comportés pourraient recevoir quelques permissions de sortie avec des gardiens sûrs, chargés de les accompagner où ils voudraient aller, à charge pour eux d'en faire un rapport très exact. Cette période d'épreuve véritable durerait le reste de l'année, c'est-à-dire cinq mois, après lesquels, s'il n'y avait rien eu à signaler, on pourrait tenter une sortie provisoire de quelques mois, sous le couvert d'une Société de tempérance.

Il va sans dire que toute tentative de récidive à l'asile serait punie de la réintégration dans le premier quartier d'isolement, où l'on reprendrait le traitement à son début.

De même, après la sortie de l'asile, il serait bon, tout en affiliant le buveur à une Société de tempérance, d'instituer une période de surveillance légale ; cette période existe au Connecticut pendant trois ans ; on pourrait, en la réduisant, en faire un article additionnel au projet de loi dont nous parlerons dans un instant. De cette façon, par un contrôle très efficace ajouté à celui des sociétés de tempérance, on obtiendrait une sécurité plus grande au point de vue social.

Ces notions générales sur la thérapeutique des buveurs, que nous avons rapidement résumées d'après les divers auteurs, en partie d'après M. le docteur Marandon de Montyel (*La Cure des buveurs*) nous conduisent à une conception d'ensemble d'un asile spécial. Il ne nous a pas été permis, à notre grand regret, de visiter les établissements de ce genre existant à l'étranger ; nous n'avons sur leur organisation que des notions très vagues. Néanmoins, d'après les idées que nous avons exposées et le but poursuivi ; si d'autre part, on tient compte des desiderata des spécialistes français, voici l'idée que l'on pourrait se faire d'un asile spécial pour buveurs :

L'asile serait édifié de préférence à la campagne, mais à proximité d'une agglomération, où les buveurs pourraient facilement, pendant la période d'épreuve, être envoyés sous surveillance et exposés à toutes les tentations de la vie libre. L'organisation intérieure pourrait être conçue d'après le schéma suivant : une division fondamentale en trois quartiers.

Le premier serait le quartier de traitement proprement dit ; il serait absolument indépendant du reste de l'asile, sauf pour les services généraux. Le régime alimentaire serait sédatif et tonique, avec réglementation rigoureuse des heures de repas, de sommeil et de récréation. Quatre repas par jour, dont deux exclusivement composés de lait ; quatre heures d'intervalle entre chaque repas : huit heures de sommeil. Entre les repas, récréations dans les cours ou les salles de réunion ; une de ces récréations serait consacrée très fréquemment à une conférence faite par un médecin de l'établissement, conférence pratique sur les méfaits de l'alcoolisme ; dans ces réunions, le médecin s'attacherait à démontrer, de la façon la plus propre à frapper l'imagination des malades, les dangers de l'abus de l'alcool ; il pourrait mettre en œuvre, dans ce but, l'expérimentation sur les animaux et les exemples fournis par les nouveaux entrants. Il s'adresserait, surtout ainsi, au seul instinct qui subsiste en général chez les buveurs, l'instinct de conservation. Et nous croyons que cette pratique serait un puissant auxiliaire du régime abstinent qui deviendrait ainsi intelligent et rationnel. Sans doute, le traitement moral compte pour peu dans le traitement de l'alcoolisme, mais peut-être n'a-t-il jamais été employé méthodiquement, ni à propos ; les conférences que nous proposons, en les alliant au régime et en les rendant pratiques par des exemples, nous semblent devoir produire le plus salutaire effet sur des individus qui peuvent apprécier douloureusement et par eux-mêmes les vérités dont on les entretient ; et nous ne croyons pas nous leurrer d'un vain espoir en nous adressant à cet instinct qui ne disparaît jamais, même chez le buveur, l'instinct de conservation.

A ce régime, serait joint le traitement médical, selon les indications, et dont nous n'avons pas à nous occuper ici.

Après quatre mois de séjour dans le premier quartier, le buveur passerait dans le second. On commencerait alors à lui permettre certaines communications, d'abord avec le personnel des services généraux, puis avec le dehors, en promenades. On lui procurerait à l'asile certaines distractions peu captivantes et destinées surtout à mettre en jeu les fonctions physiques, sans fatiguer le système nerveux. Enfin, et surtout, on lui donnerait du travail, selon ses aptitudes et ses goûts. De là, nécessité d'adjoindre à ce quartier des ateliers, des cultures, une bibliothèque. Le même régime alimentaire serait conservé, en supprimant, par exemple, un repas de lait ; les conférences seraient continuées.

Après trois mois de séjour dans ce quartier de demi-épreuve, on ferait passer le buveur dans le troisième quartier. Ici, on commencerait à user très largement des sorties ; voici comment on pourrait s'y prendre : le buveur sortirait seul avec un gardien, chargé de le suivre où bon lui semblerait, même au café, à la condition de faire au médecin de l'asile un rapport très exact de tous les incidents. Cette pratique nécessiterait un personnel très sûr, très dévoué, mais on l'aurait facilement en assurant aux gardiens une position sérieuse et un avenir. A la première incartade du malade, au premier verre d'alcool, il serait renvoyé dans le premier quartier pour recommencer le traitement.

Si, après cinq mois de cette existence, le buveur n'avait pas bu, malgré les facilités qui lui étaient offertes, on pourrait songer à le rendre à la liberté. Cette liberté ne serait que provisoire; elle aurait lieu pour une période variable, suivant l'individu et l'espoir du médecin en sa guérison. Le buveur sorti de l'asile serait en quelque sorte en tutelle et soumis à une surveillance spéciale, organisée par les pouvoirs ; cette surveillance pourrait s'effectuer par un contrôle analogue à celui qui fonctionne à l'égard des filles publiques, par des visites fréquentes d'agents spéciaux au domicile du buveur. On profiterait de ce temps pour l'affilier à une Société de tempérance bien organisée et subventionnée par l'État, qui lui fournirait un métier honnête et au besoin des secours. Enfin, il ne serait tout à fait rendu à lui-même et à sa famille que lorsqu'une longue expérience aurait démontré qu'il est incapable de se livrer à de nouveaux excès.

Il serait indispensable, pour assurer aux malades de l'asile un traitement sérieux et soutenu, que chaque médecin eût seulement un petit nombre de malades à sa charge; le chiffre de cent pourrait être pris comme maximum; il ne nous paraît pas possible qu'un seul médecin puisse efficacement s'occuper du traitement ainsi compris de plus de cent malades. Il suffit de se rendre compte de ce qui se passe dans les asiles d'aliénés, où l'unique médecin a par·

fois, pour lui seul, jusqu'à 700 ou 800 malades : il ne peut s'occuper de tous. Cela a sans doute peu d'importance pour certains aliénés chroniques qui échappent à toute thérapeutique ; il serait très fâcheux que cela se passât ainsi dans un asile pour buveurs, où tous les pensionnaires doivent être considérés comme curables.

Donc, un médecin par cent malades, seul responsable et jouissant de la plus entière autonomie, secondé par un médecin adjoint et un interne.

Quant au personnel surveillant, le recrutement en serait plus difficile ; il faudrait des gardiens honnêtes, très dévoués, n'aimant pas l'alcool. Ce n'est pas avec le système de recrutement en usage dans les asiles d'aliénés, du moins en province, qu'on les trouverait ; mais il suffirait de leur donner une solde convenable, des avantages sérieux, une retraite, pour avoir des gens zélés et désintéressés ; il conviendrait aussi que ce personnel, salarié et quasi enregimenté, pût relever absolument du médecin ; il serait donc nécessaire qu'il fût exclusivement laïque.

Telle est l'idée que nous nous faisons d'un asile pour buveurs ; nous n'avons donné qu'un schéma : notre but était simplement d'esquisser les grandes lignes, notre expérience n'étant pas suffisante en la matière pour que nous prétendions donner des règles. Mais nous voulions essayer de montrer par une vue d'ensemble que ce projet de création d'asiles d'alcooliques n'est pas irréalisable quant à son installation. Nous allons maintenant examiner la grande, on peut dire l'unique objection qui lui a été faite.

Cette objection se résume en ceci : qu'on ne saurait interner dans un asile les buveurs calmes ; que l'asile ne serait ouvert qu'aux seuls alcooliques délirants ; et qu'on ne peut songer à leur faire contracter le goût de l'eau.

A la séance de la Société médico-psychologique du 29 octobre 1894, M. Christian s'exprime ainsi : « On demande des asiles spéciaux pour interner les alcooliques. A-t-on réfléchi aux questions de première importance qui doivent être résolues avant d'ouvrir ces asiles ? Quels sont les alcooliques qu'on y enfermera ? Les prendra-t-on dans la période d'agitation, pendant qu'ils sont atteints de folie alcoolique aigüe, de *delirium tremens* ? On voudrait bien n'accueillir que les alcooliques calmes. Il me semble que les alcooliques aigus sont les seuls qu'il soit possible d'y recevoir. De quel droit enfermeriez-vous les buveurs qui cuvent leur vin sans scandale ? Et les autres, de quel droit les retiendrez-vous quand les accidents alcooliques auront disparu ? Garder un alcoolique jusqu'à ce qu'il ait contracté le goût de l'eau, c'est une utopie irréalisable. Créer des asiles d'alcooliques, c'est accomplir une œuvre vaine. » Et M. Christian donne, comme seul remède efficace contre l'alcoolisme, la rectification des alcools, dont l'Etat prendrait le monopole, en partant de ce principe discutable que les alcools non frelatés n'amènent pas d'accidents intellectuels.

D'abord, en supposant établie l'innocuité des alcools non sophistiqués, il ne nous semble pas très sûr que la consommation des autres alcools, de ceux qui sont nuisibles, puisse être anéantie par l'établissement d'un monopole ; il suffit de voir ce qui se passe pour les allumettes, le tabac, la poudre de chasse pour être édifié. C'est dans cet espoir de détruire l'alcoolisme par la prohibition légale du poison, que réside pour nous une utopie irréalisable. Et puis, c'est là de la prophylaxie. Que faire contre la situation actuelle? M. Chris-

tian objecte à la création d'asiles spéciaux l'impossibilité
d'interner les alcooliques en dehors des accès délirants et
de les y maintenir. Sans doute, dans l'état actuel des choses,
cet internement est impossible; aussi ne demande-t-on les
asiles pour buveurs qu'à la condition qu'une loi autorise à
s'en servir. Qu'a-t-on fait dans les autres pays? On a promulgué de nouvelles lois, on a décrété que les buveurs
étaient des malades dangereux, susceptibles de traitement
et on les a enfermés. Nous avons vu les excellents résultats
de cette pratique. C'est ce qui reste à faire en France.

De quelle façon peut-on concevoir une disposition légale
permettant un internement des buveurs? M. Wood-Renton,
dans le *Journal of mental science*, de janvier 1896, résume
ainsi la question : « Le but à atteindre, c'est de guérir
l'ivrogne; on n'y parviendra qu'en le privant radicalement de
son poison habituel et en le régénérant physiquement et
moralement. Il a été nommé des commissions de médecins
et de juristes pour étudier le projet; elles ont été unanimes
à déclarer que la première mesure à prendre était l'abstinence complète et prolongée; que cette abstinence
n'est possible que si l'ivrogne est mis hors d'état de
retomber dans ses habitudes; que l'internement volontaire
était refusé par ceux précisément à qui il était le plus nécessaire; que dans l'intérêt du malade, de sa famille et de la
société, il y avait urgence à ce que la nécessité d'un internement une fois reconnue, celui-ci pût être ordonné par
l'autorité compétente, dans un but de traitement, que l'in-
succès des épreuves devait entraîner une prolongation de
l'internement et du traitement. Il ne faut pas que le respect
exagéré de la liberté individuelle, surtout de celle des ivrognes, continue à être pour le législateur un épouvantail qui

le paralyse. Au nom de la médecine, de l'hygiène, de la santé publique, on a déjà porté à cette liberté d'autres atteintes légitimes, et celle-ci comptera parmi les plus nécessaires. »

La Société allemande contre l'abus des boissons spiritueuses, dans sa réunion de septembre 1895 à Münich, donnait un projet de loi qui nous semble répondre absolument aux désirs que nous exprimons. Voici les articles essentiels de cette loi :

Art. 11. — Quiconque, par ses habitudes d'intempérance aura compromis ses propres intérêts et ceux de sa famille ou sera un danger pour la sécurité publique, pourra être interné dans un établissement de traitement pour buveurs, même contre son gré. — L'internement aura lieu, au cas de danger pour la sécurité publique, sur la réquisition des autorités ; dans les autres cas, pourront réclamer l'internement tous ceux qui, d'après le code civil ont le droit de demander l'interdiction d'aliénés. L'internement ne pourra avoir lieu qu'après une procédure réglée par la loi et après l'expertise d'un ou de plusieurs spécialistes. L'internement prendra fin lorsque les causes spécifiées dans le premier paragraphe auront disparu, et lorsque la liberté sera réclamée soit par l'administration, soit par le buveur, soit par les personnes désignées dans le paragraphe 2, à condition que le maintien dans l'établissement ne soit plus nécessaire.

Art. 11, a. — Les buveurs peuvent entrer volontairement dans un établissement spécial de traitement. Ils y sont soumis pendant leur séjour à toutes les dispositions appliquées aux sujets internés d'office. Les mesures prises par l'internement contre leur gré des buveurs d'habitude sont applicables au maintien contre leur gré des sujets entrés volontairement. Le directeur de l'établissement sera consulté. Sur la proposition de ce dernier, le maintien du buveur sera ordonné jusqu'à décision ultérieure.

Cette loi est-elle un attentat à la liberté individuelle? Nous ne pouvons examiner cette question au point de vue juridique. Mais il nous semble que la liberté individuelle doit s'arrêter là où commence la désharmonie des facultés, et devient dangereuse lorsque l'équilibre de ces facultés est compromis. Chez le buveur, il est prouvé que cet équilibre n'existe plus : respecter la liberté individuelle chez un individu incapable de la mettre en harmonie avec les libertés d'autrui, semble incompatible avec l'idée que l'on se fait en général de la société. En outre, au Congrès de Bruxelles, en 1898, la question de l'internement des buveurs ayant été portée sur le terrain juridique, M. Thiry, professeur de droit criminel à Liège, a établi en droit les principes de la séquestration légale des alcoolisés, en partant de cette affirmation que l'Etat a le droit d'attenter à la liberté d'un citoyen déclaré nuisible : « C'est un droit de légitime défense, de légitime protection, qu'il doit exercer contre les ivrognes d'habitude. » Il a montré que l'asile ne devait pas avoir un caractère répressif; l'ivrogne est avant tout un malade; s'il est nécessaire de le colloquer pour le rendre inoffensif, il n'est pas moins urgent de le traiter. (*Arch. Neur.* mars 1898).

Nous avons donné une idée générale de la forme de l'asile pour buveurs ; nous avons ensuite fait comprendre qu'au point de vue légal, une nouvelle disposition consacrant le principe de l'internement était compatible avec les notions de droit individuel. Nous n'insisterons pas davan-

.tage sur l'utilité de la création de pareils asiles. Cette utilité résulte de tout ce que nous avons dit : état morbide du buveur ; guérisons nombreuses obtenues par l'internement et l'abstinence prolongée ; angoisses de la société, contrainte de supporter ces individus éminemment dangereux ; impuissance des moyens actuels de répression ou de traitement.

L'asile pour buveurs remplirait trois buts : 1° il guérirait l'alcoolique dans des proportions assez fortes pour qu'on puisse le considérer comme un moyen très sérieux de traitement ; 2° il préserverait la société contre les accès délirants des buveurs, qu'aucune disposition légale efficace n'intéresse ; 3° il serait un puissant moyen de prophylaxie, en devenant, autrement que la prison et l'asile d'aliénés, une punition sévère pour les alcooliques.

Nous arrêterons là notre travail, réservant le chapitre suivant aux Conclusions générales, et nous estimant heureux si nous avons pu contribuer, dans une faible mesure, à établir ces trois points.

CHAPITRE V

Conclusions

Des recherches que nous avons faites et que nous venons d'exposer sur le sujet de notre travail, nous tirerons les conclusions suivantes :

1o L'alcoolisme est la cause la plus fréquente des maladies mentales et des crimes. L'abus de l'alcool prend de jour en jour des proportions plus inquiétantes ; il entraîne une dégénérescence profonde de la race ; l'accroissement des crimes et des maladies mentales est en rapport direct avec celui de l'intoxication ;

2o De cette constatation est née la question de l'Assistance du buveur. Il en est résulté des notions nouvelles sur la nature et le traitement de l'alcoolisme :

A. Les buveurs sont des malades susceptibles d'être traités ;

B. L'abstinence forcée et prolongée, obtenue par l'internement dans des asiles spéciaux, amène une moyenne de trente à quarante-cinq pour cent de guérisons durables. Les asiles d'aliénés ni les prisons ne sont capables de guérir les buveurs.

3o La plupart des nations ont construit des asiles pour buveurs et promulgué des lois pour l'internement de ces malades. En France, il n'a encore rien été tenté dans ce sens.

4o Les pays où fonctionnent les asiles pour buveurs voient le nombre de leurs malades décroître. En France, au contraire, il augmente rapidement et notre nation est celle où l'on consomme le plus d'alcool.

5o Il est urgent de créer des établissements de traitement de ce genre. Dans l'état actuel, il n'est pas possible d'interner les buveurs. Il serait nécessaire de promulguer une loi consacrant le principe de cet internement, autorisant les pouvoirs à séquestrer les buveurs dangereux et à prolonger cette séquestration jusqu'au jour où ils ne seraient plus un danger pour la société.

6o Accessoirement, il faudrait : *a)* faire suivre le traitement à l'Asile d'une longue période d'observation au dehors, en plaçant le buveur sous la tutelle de Sociétés de tempérance bien organisées; *b)* assister les familles des buveurs, le plus souvent besogneuses et dignes d'intérêt.

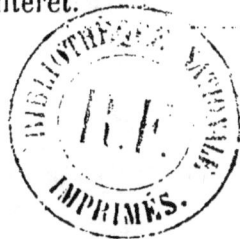

BIBLIOGRAPHIE

Lombroso. — *L'homme criminel.*

Krafft-Ebing. — *Traité de psychiâtrie.*

Annales médico-psychologiques (années 1886 à 1899).

Archives de Neurologie (années 1888 à 1899).

Progrès Médical (années 1890 à 1899).

Legrain. — *Dégénérescence sociale et alcoolisme.*

Mágnus-Huss. — *Alcoholismus.*

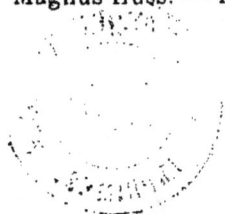

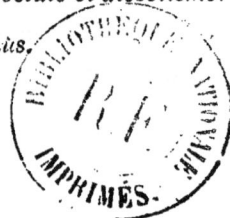

Toulouse. — Imp. MARQUÉS et Cie, boulevard de Strasbourg, 22.

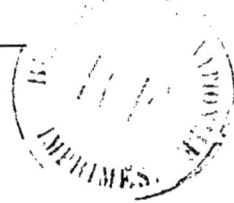

www.ingramcontent.com/pod-product-compliance
Lightning Source LLC
Chambersburg PA
CBHW050558210326
41521CB00008B/1023